【カラー口絵】

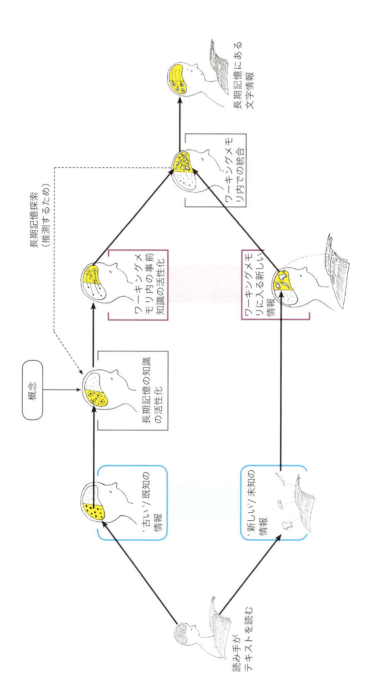

▲図 3.7 図 3.1 の修正版
どのようにイラストを利用し、抽象的なものを心理的にわかりやすく、覚えやすく説明するかに注意してください。色付けは、どのグラフィックの要素が重要か、グラフィックで示されたし異なる枠で囲まれたそれぞれの段階のそれぞれの組み合わせを示しています。

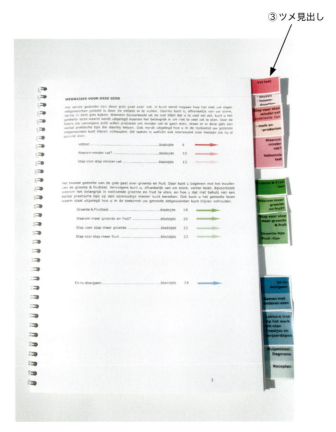

▲図 4.3(b)　図 4.3(a) のパンフレットの修正版（訳注：③は訳者による追記）
　　　　　　本章で説明された 8 つのユーザビリティ・ガイドラインに基づいて
　　　　　　修正したもの

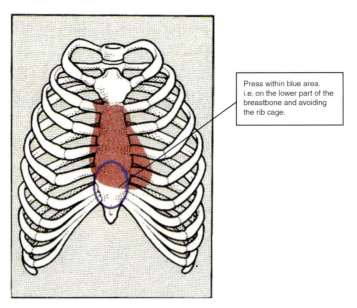

▲図 5.5　心肺蘇生中に圧力を加える場所を示す青い楕円

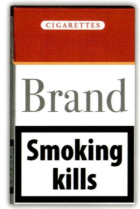 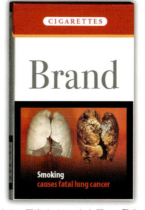

文字による警告　　　　カラー写真やイラストを用いて警告

© European Union

▲図 8.1　欧州連合においてタバコのパッケージに用いられているフィア・アピールの一例

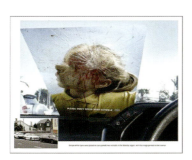 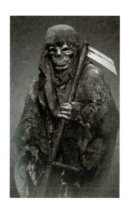

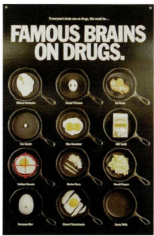

© Environment Waikato. Available at: http://creativity-online.com/work/environmentwaikato-please-dont-speed/8968
© Australian Department of Health. Available at: http://www.avert.org/media-gallery/image-236-the-grim-reaper-australia-aids-campaign-1987
© Capital Concepts, Inc

▲図 8.2　フィア・アピール・メッセージの一例の続き

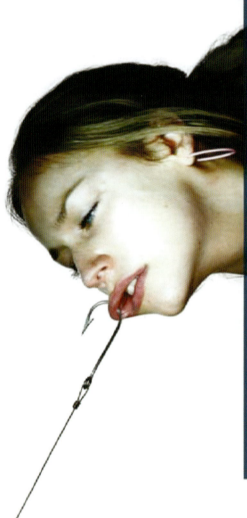

▲図 8.4 英国保健サービス；禁煙「引っ掛かるな」（国王の著作権）（Department of Health, 2009）

参照：Available at: http://smokefree.nhs.uk/resources/resources/product-list/detail.php?code=1724906340 平均的な喫煙者は、1年につき5000箱以上のタバコを必要とします。

行動変容を促す
ヘルス・コミュニケーション

根拠に基づく健康情報の伝え方

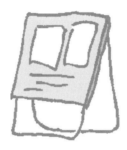

C. エイブラハム／M. クールズ 編
竹中晃二／上地広昭 監訳

北大路書房

WRITING HEALTH COMMUNICATION:
An Evidence-Based Guide
by Charles Abraham, Marieke Kools
Copyright Chapter 1©2012 by Marieke Kools and Charles Abraham,
Chapter 2©2012 by James Hartley, Chapter 3 and 4©2012 by Marieke Kools
Chapter 5©2012 by Pat Wright, Chapter 6 and 7©2012 by Charles Abraham
Chapter 8©2012 by Rob Ruiter and Gerjo Kok,
Chapter 9©2012 by Marieke Werrij, Rob Ruiter, Jonathan van't Reit and Heinde Vries,
Chapter 10©2012 by Hans Brug and Anke Oenema,
Chapter 11©2012 by Charles Abraham and Marieke Kools

Original English edition published by Sage Publications
in the United States, United Kingdom, and New Delhi
Japanese translation published by arrangement with
Sage Publications Ltd. through The English Agency(Japan) Ltd.

監訳者まえがき

　我が国では，少子高齢化の中，生活習慣病の蔓延などにより年々膨らむ医療費に対して国の危機意識が高まり，増加する医療費を支えるシステム全体の再構築が求められています。しかし，健康政策の担当者をはじめとするヘルスケアの専門家の思惑とは別に，いわゆる「一般の人々」が，どれだけの危機意識を持って健康づくりに取り組んでいるかは疑問です。人は，病気になって，いわゆる「痛い目」にあわなければ何もしようとはしません。たとえ「痛い目」にあったとしても，回復すれば過去のこととして元の生活に戻るだけです。しかし，例えば，糖尿病やCOPDのように，完治が難しく取り返しのつかない健康問題を抱えてしまうこともあります。

　今や，誰もが健康づくりや生活習慣病の予防のために何を行えばよいのかを知っています。タバコを吸わないで飲酒は適度にする。運動は定期的に行う。健康的な食事を摂りながら，ストレスを適切に緩和し，睡眠をしっかりとって，家族や友人と良い関係を築く。しかし，これらの行動は，ほとんどの人々にとって，いわば「わかっちゃいるけれどもできない，続けていけない」ことなのです。加えて，単に「健康に良い悪い」といった知識の提供，また「こうしたらよい」という指示型の情報提供では，人の認知や行動に影響を与えるには十分でないこともわかっています。しかし，多くのヘルスケアの専門家にとっては，"他に伝えるための術（すべ）がない"ために，わかっちゃいるけれども同じ情報提供のやり方を続けてきたというのが実際のところではないでしょうか。

　人の認知や行動に働きかけるためには，ヘルス・コミュニケーション，すなわち行動変容型の情報提供が必要なことはいうまでもありません。本書は，エイブラハム＆クールズ（編著）『*Writing Health Communication: An Evidence-Based Guide*』を翻訳したものです。健康づくりや生活習慣病の予防のための行動実践に関して，どのように情報提供すれば，人の知識が増え，態度が変わり，実践への意図を強化し，その結果，行動を増やせるか，さらに継続を促せるかについて様々な観点でまとめられています。本書の前半部は，紙媒体やウェブサイトにおいて，人々の興味や関心，そしてユーザビリティ（使いやすさ）を強化する情報テキストの見せ方について，一方，後半部は行動変容を促す情報の内容について有益な示唆をしています。本書の訳者は全員，人々に対して，健康行動，例えば身体活動・運動，食事，喫煙，ストレスなどの行動変容介入に関わる研究を行ってきました。多くの健康関連職従事者の皆様には，本書をご覧になって，"他に伝えるための術がある"ことをわかっていただきたい，これが訳者一同の願いです。

　本書の発刊にあたって，なかなか進まない監訳作業に粘り強くご支援いただいた北大路書房の薄木敏之さん，そして安井理紗さんに感謝いたします。

訳者一同を代表して
監訳者　竹中　晃二
上地　広昭

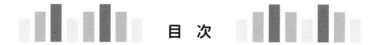
目次

監訳者まえがき　i

1章　導入：効果的な教育テキストを作成するためのステップ　1

- 1.1　健康教育やヘルスプロモーションのための資料は根拠に基づき作成されているのか？　1
- 1.2　本書の目的　2
- 1.3　本書を読むにあたって　2
- 1.4　デザイン過程と本書の構造　3

2章　テキストを読みやすく設計する　9

- 2.1　用紙のサイズと向きの選択　10
- 2.2　テキストの間隔　12
- 2.3　文字サイズと書体の選択　18
- 2.4　サイズの問題　23
- 2.5　結論　23

3章　理解しやすい資料を作る　25

- 3.1　「理解」の基礎をなす認知的メカニズム　26
- 3.2　理解しやすい資料を組み立てる　27
- 3.3　グラフィックを理解する　31
- 3.4　検証することがきわめて重要　41
- 3.5　結論　42

4章　使いやすい資料を作る　　45

- 4.1　ユーザビリティ（使いやすさ）　46
- 4.2　注意の過程：トップダウンとボトムアップ　47
- 4.3　ユーザビリティを高めるデザイン　49
- 4.4　ユーザビリティの基準の適用方法：例　58
- 4.5　ユーザビリティの検証方法　61
- 4.6　結論　65

5章　グラフィックを効果的に使用する　　67

- 5.1　なぜグラフィックを用いるのか？　68
- 5.2　ステージ1：グラフィックを使う目的は何か？　70
- 5.3　ステージ2：グラフィック・スタイルを選ぶ　76
- 5.4　ステージ3：グラフィックとテキストを統合する　82
- 5.5　終わりに：グラフィックが妨げになっていないかを確認する　84

6章　ヘルスプロモーション資料のために根拠に基づく内容を開発する　　87

- 6.1　根拠に基づく内容を明らかにする：コンドーム使用のヘルスプロモーション　88
- 6.2　メッセージ内容の選定およびデザインのための有用モデル　92
- 6.3　認知ターゲットにメッセージをマッチングさせる　97
- 6.4　根拠に基づくコンドーム使用促進リーフレットの有効性を改善する　99
- 6.5　結論　101

7章　変容メカニズムを行動変容技法にマッピングする：文書を用いて行動変容を促す体系的アプローチ　　103

- 7.1　計画づくり，誘発調査，および変容メカニズムを行動変容技法にマッピングする　104
- 7.2　介入計画の試み　106
- 7.3　単一の理論を用いた介入デザインを超えて　114
- 7.4　先行要因，決定因，および変容メカニズムから行動変容技法へ　115
- 7.5　行動変容技法リストの開発と使用　116
- 7.6　計画の評価　117
- 7.7　結論　119

8章　人々を脅してやらせる？　再考！　121

- 8.1　ヘルスプロモーション実践における
フィア・アピール使用の現状　122
- 8.2　フィア・アピールの人気は高い　125
- 8.3　評価研究から導き出された根拠の質　125
- 8.4　恐怖心を煽ることは行動変容につながるのか？
懸念される根拠　127
- 8.5　恐怖心を煽るメッセージを受け入れさせるために
何ができるのか？　支持する結果　129
- 8.6　フィア・アピールを理解する　129
- 8.7　根拠に基づくフィア・アピールをデザインする　132
- 8.8　意図と行動のギャップの橋渡しをする　133
- 8.9　結論　134

9章　メッセージ・フレーミング　137

- 9.1　メッセージのフレーミングとプロスペクト理論　139
- 9.2　健康関連行動の「危険性」の理解　140
- 9.3　「リスク認知」の概念を再評価する　141
- 9.4　高いセルフエフィカシーの問題　143
- 9.5　読み手，メッセージ，フレーミングの間の「フィット」を作る　145
- 9.6　メッセージをどのようにフレームド化するのか：結論と提案　145

10章　ヘルスプロモーション・メッセージの
コンピュータ・テイラリング　147

- 10.1　個別にテイラー化されたメッセージの長所　148
- 10.2　計画されたヘルスプロモーションの概要モデル　149
- 10.3　一般的，ターゲット化，および
テイラー化されたヘルスプロモーション　150
- 10.4　コンピュータ・テイラリングはどのように行えばよいのか？　153
- 10.5　コンピュータ・テイラリングは有効なのか？　158
- 10.6　なぜコンピュータ・テイラー化介入は効果的なのか？　160
- 10.7　コンピュータ・テイラー化介入の将来　161
- 10.8　結論　162

11章　結論と推奨　165

11.1　ひと口サイズの要約　165
11.2　2章の要約：テキストを読みやすく設計する　165
11.3　3章の要約：理解しやすい資料を作る　166
11.4　4章の要約：使いやすい資料を作る　167
11.5　5章の要約：グラフィックを効果的に使用する　168
11.6　6章の要約：ヘルスプロモーション資料のために
　　　　　　　　 根拠に基づく内容を開発する　169
11.7　7章の要約：変容メカニズムを行動変容技法にマッピングする―
　　　　　　　　 文書を用いて行動変容を促す体系的アプローチ　170
11.8　8章の要約：人々を脅してやらせる？　再考！　171
11.9　9章の要約：メッセージ・フレーミング　172
11.10　10章の要約：ヘルスプロモーション・メッセージの
　　　　　　　　　 コンピュータ・テイラリング　173
11.11　結　論　174

文献　175
人名索引　187
事項索引　188
編集者の紹介　193
分担執筆について　194

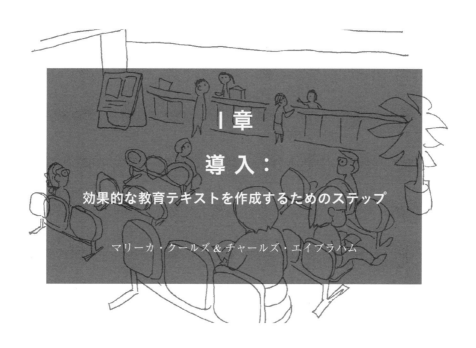

1章

導入：
効果的な教育テキストを作成するためのステップ

マリーカ・クールズ＆チャールズ・エイブラハム

　ヘルスケアの専門家は，患者に健康関連行動の実践をすすめるために，情報シートやリーフレットなど書面化した健康教育資料を作成したり，専門機関に受注することを定期的に行っています。これらの資料は，徐々にウェブ版など電子フォーマットに移行することが多くなっており，人々に健康，薬剤，医薬製品，医療処置についての情報を伝え，また健康的な選択を行うことをすすめたり，健康関連の行動パターンを変容させる支援を行うために作成されています。

1.1　健康教育やヘルスプロモーションのための資料は根拠に基づき作成されているのか？

　ヘルスプロモーション資料の開発において，その根拠と実践の間にギャップが存在していることはいくつかの研究で示されています。すなわち，ヘルスプロモーションにおける資料の提示（言い回し）やメッセージの内容は，根拠に基づいた最適な実践に従っているようには見えません。例えば，コールターら（Coulter et al., 1999）は，一般的に，患者用の情報リーフレットが患者に求められている情報を提供していないことを明らかにしました。また英国の全国調査において，ペインら（Payne et al., 2000）は，英国の緩和ケア団体によって作成されたリーフレットを調べ，対象者のうちたった40%にしか理解されていないことを報告しています。この内容や表現と研究結果との間に不一致が生じているということは，どう贔屓目に見ても，これらの資料が，①意図したオーディエンス[訳注1]を取り込んでいない，②読者の情報ニーズに合っていない，③読者の動機

---

*訳注1　情報提供者が情報を受け取ってほしい対象者，または態度・行動変容を行ってほしい対象者。

づけを強化していない，④読者の動機づけに従って必要なスキルを提供していない，ということを意味しています。最悪の場合，誰も書面化された資料を読まないし，たとえ読まれたとしても有益な影響を与えないかもしれません。また，効果的でない資料は著者とオーディエンスの両者にとって努力と投資の無駄になります。従来の研究では，健康教育資料の構成（フォーマット）や割り付け（レイアウト）は，読み手が読もうとする動機づけに多大な影響を与え，読み手とうまくかみ合えば，読み手が内容を理解しやすくなることを示しています。しかし，いまだに多くのヘルスプロモーションに関わる書面のテキストでは効果的な提示技法が使用されずにいます。教育的で説得力のある資料はまた，もしそれらの内容がターゲットとなるオーディエンスのニーズや行動変容レディネス[訳注2]にうまく適合するならば，オーディエンスに大きな変化を生じさせやすくなります。このように，相手に適合させるには，注意深い計画が必要です。そのような適合をどうしたらできるのかを詳細にステップ・バイ・ステップで示した指針があれば役立ちますが，いまだにヘルスプロモーションの内容にはそのようなアドバイスが反映されていません。

1.2　本書の目的

　本書では，読み手の注意，理解，動機づけ，行動的スキルに影響を与える教育的で説得力のあるテキストに改善できるように，研究に基づいた提案を行います。また，利用しやすく，しかも効果を上げる資料作りのために，現在存在している根拠を要約しています。あなたが健康教育資料を作成したり受注する，あるいは説得力のある書面資料を開発することに携わっているかどうかにかかわらず，本書によって，オーディエンスにうまく情報を届け，行動変容させるための正しい選択ができるようになるでしょう。
　本書では，実践的で科学的根拠に基づいた指針作りを強調しています。その結果，完全な文献リストは提供していませんが，それぞれの章であげているポイントを理解するために，重要な関連研究を引用しています。好奇心旺盛な読者なら，ここで引用された研究によってさらに広範囲な研究の文献にあたることができます。

1.3　本書を読むにあたって

　本書における前半の章では，割り付け（レイアウト）や表現に焦点を絞っており，一方，後半の章ではメッセージの内容に焦点を当てるように内容を設定しました。7章を読む前には6章を読んでおくようにすすめてはいますが，それぞれの章だけを読むこともできます。あなたが求めるデザインについての目的や疑問に応じて，また到達しているデザインの段階に応じて，選択的に読めるようになっています。各章は注意深く構成されているので，「詳細な目次」を使用することで，前に読んだセクションをすばやく

＊訳注2　健康行動を行おうとする準備状態。

見つけることもできます。エイブラハム & クールズ（Abraham & Kools）による最終章，11章は，それまでの章におけるキーとなる洞察と推奨内容を要約しています。本書を使う際に効果的な方法の1つとして，最初に11章を読むことをおすすめします。そうすることで，詳細なフォローアップが行え，キーとなるアイデアを明確にすることができます。

また，それぞれの章の内容をわかりやすくするために，各章の冒頭に「学習の成果」という一覧を載せています。読み始める前に，見出しを通して章の構成を理解することができるでしょう。こうして，あなたが本当に知りたいことに応じて，著者が定めた順序と異なる順序で章を読むことができます。

1.4　デザイン過程と本書の構造

本書では，ヘルスプロモーションの資料を考案する際に本質的に考えなければいけない2つのこと，すなわち焦点を当てるべき2つの領域があります。その1つは，「情報をどのように表現すべきか」であり，もう1つは「メッセージの内容をどのように考案すべきか」です。そのため，メッセージの形式（フォーマット）と内容（コンテンツ）の両方が議論されます。それぞれの章では，効果的な資料を開発するために行うべき選択について述べています。書面資料の内容をよりよくする必要があることに焦点を当てながら，実践的な方法で章の内容を提示しました。根拠に基づく特色をどのように取り入れればよいのかについて，具体的な例を用いたり，指針やヒントを提供したりしています。また，本書では，起案計画の過程が「反復」作業であることを強調しています。あなたは，ヘルスプロモーションの専門家として，資料の内容（コンテンツ）やレイアウト（割り付け）に関して選択を行い，ターゲットとするオーディエンスの代表者を巻き込んで，あなたのデザインしたものを予備的にテストし，そして本テストを行って，それらによって得たフィードバックをもとに相手にふさわしい資料内容に調整し，さらにフィードバックを得ていく，そういう「反復」です。特に，次のような起案サイクルを提案しています。それぞれのステージでは，異なる疑問に答えるようになっています。

ステージ1　基本的なレイアウトをデザインすること

種類が異なるリーフレットやパンフレットには，テキストデザインに関して何か決まり事があるでしょうか。実際には，これは現実的な「選択」ではありません。なぜならヘルスプロモーションの資料を刊行する多くの公衆衛生機関には，各自標準的な印刷物やウェブサイトの形式，あるいはヘルスプロモーターが用いる独自のスタイルがあるからです。しかし，それでもなお，もしくはだからこそ特に，そのような形式を批判的に見たり，情報の読み手に逆の効果を生じさせないために変更の必要があると感じる要素について議論したりすることをおすすめします。ハートリー（Hartley）によって書かれた2章では，ページサイズ，行間隔，余白，というように，基本的なテキスト要素と，それらによって読み手に与える影響が述べられています。

ステージ2　注意を引き，読みやすく，効果を最大限にするテキストの構造，グラフィック，および色彩を使うこと

　イラスト，写真，記号（アイコン）を作成するグラフィックや色彩の利用のように，レイアウトの特性を付加するかを選択できるかどうか，あるいはそれらを制限してしまうかは，資金がどのくらい確保できるかにかかっています。3～5章は異なる視点から上記の問題に注目しています。これら前半の章では，表現の仕方に関する問題を扱っています。実際，いったん内容が決まれば，表現の仕方はさらに重要になってきます（6～10章で主に述べられています）。ヘルスプロモーション・テキストについて最初の草案を開発できたら，いったん戻り，グラフィックを取り入れるというアイデアも含んだ上で草案を批評的に見ることも重要です。長く資料の内容に焦点を当ててきたとしても，そのテキストが読み手の注意を引きつけ，彼らが内容を理解しているかを確認することが重要です。さもなければ，せっかく慎重に計画された内容でも，読み手に効果をもたらさないかもしれません。

　このステージにおいて制作者にとってキーとなる質問は，「ターゲットとするオーディエンスはメッセージを理解できているか」です。ところで，デザイン・サイクルの前段階では，どのようなメッセージが読み手を納得させるのかについて考えてきました。しかし，今度はそれらのメッセージを，いかに効果的に伝えるかについて考える必要があります。クールズ（Kools）の3章では，認知心理学の研究を引用し，人は一般的にどのように情報を処理するのか，この情報処理の方法がヘルスプロモーションのテキスト設計にどのような意味をもたらすのかについて述べています。この章では，特別な起案アプローチをテキストの構成部分に応用するための方法を紹介します。それは，読み手が理解しなければならないところ，記憶し，そして実践しなければならないところに特に注意を払うようにしてもらうためです。

　クールズ（Kools）による4章は，さらに深く，認知－人間工学的なアプローチを適用し，ユーザビリティ（使いやすさ）を最大限にするために，どのようにデザインしたり，評価するのかについての方法を述べています。この章では，それぞれ目的が異なるタイプの読み手が手に取りやすいように，資料をどのように作成するかについて議論しています。この人間工学的なアプローチは，いかにヘルスプロモーション・テキストを作成するかを考えるために，斬新で役に立つ方法を紹介しています。ライト（Wright）によって書かれた5章は，グラフィックの使用に焦点を当て，読み手のためにグラフィックの影響力とユーティリティ（有用性）を最大限にする指針を示しています。この章は，グラフィックを使用することに関わる諸問題を明らかにし，思わぬ危険を避けるために根拠に基づくアプローチを提供します。補足ですが，3章ではさらに洞察を加えていることにも注目してください。この洞察とは，グラフィック使用をサポートする方法を選択できるように，そして読み手がそれらを容易に理解できるかということに関連して，テキスト要素とグラフィック要素，両方を評価することです。また，これらの章では，ターゲットとなる読み手を小グループに分け，資料について事前テストを行うことの重要性を強調しています。

ステージ3　メッセージを正しくすること

　ヘルスプロモーション・テキストに携わるほとんどの制作者は，自分たちのオーディエンスに何を伝達したいのかについて明確な見解を持った上で作業を始めます。例えば，もし問題が感染症の伝染ならば，その解決策として，読み手に手を洗うことを伝えるかもしれません。かたや，問題として若者があまりにたくさんのお酒を飲むということであるならば，その解決策は飲酒量を少なくする方法を教えることです。「メッセージを正しくする」ということは，まさに常識を伝えることのようです。制作者にとっての主な仕事とは，良い表現とレイアウト（2〜5章で述べられているように）を確実に行うことと結論づけられるかもしれません。しかし実際には，「メッセージを正しくする」ことはたやすいことではありません。最近，この点を明確に示した，英国エクセター大学のジョアン・スミスによる研究発表（Smith et al., 投稿準備中）を視聴しました。ジョアンは，学生の一気飲みを減らすために起案したキャンペーンの効果をテストしました。彼女は，実験室条件における実験設定として，キャンペーンを見た学生がキャンペーンを見なかった学生と比較して，過飲酒を行おうとする意図が強くなることを発見しました。これらの結果は，すでに行われてきたキャンペーンが逆に過飲酒を奨励していたことを意味します。キャンペーンは過飲酒に対して忠告していたにもかかわらず，「ほとんどの学生が過飲酒を行い，そのことを楽しんでいる」という印象を与えていたのです。その結果，これらの暗黙のメッセージが，他の学生に過飲酒を動機づけていたのです。つまり，常識的なアプローチが必ずしも効果的なヘルスプロモーションを生じさせるというわけではありません。幸いにも，動機づけと行動を効果的に変容させるメッセージをどのようにデザインするかについての有益な研究が相当数あります。6〜10章では，オーディエンスが入手しやすい，しかも実用的な形式についての研究を紹介します。

　エイブラハム（Abraham）による6章は，動機づけと行動変容を促進させようとするときにキーとなる「変容ターゲット（変容させるべき目標）」を明確にするために，広範囲にわたる研究に基づき，2つの統合的な理論枠組みを使用しています。この章では，資料の制作者が根拠に基づいた「変容ターゲット」をどのように選択できるのか，またどのように，これらの「変容ターゲット」にメッセージのコンテンツを正確に合わせることができるかについて説明しています。6章ではまた，ターゲット・オーディエンスが信じていることは何か，そして一般的にどれくらい変容する準備ができているのかを知ることの重要性について強調しています。エイブラハムによる7章は，6章で示された考えをもとにしています。この章では，多くの研究を引用し，動機づけと行動，そして行動を変えさせようとするときに重要な新しい「変容ターゲット」を考慮しています。また，それぞれの「変容ターゲット」ごとに，どのように変容技法が使用されるべきかが示されます。そして，再び，ターゲット・オーディエンスのニーズや特徴を知ることで，最も適切な技法を彼らに選択させることができるのだということを強調しています。さらに，40の行動変容技法のメニューが提示・議論され，他の章のように，計画づくりと評価の役割が強調されています。

　ロイター＆コック（Ruiter & Kok）による8章では，行動変容をさせるためにある特定のアプローチが詳細に検討されています。内容としては，危険行動のパターンに続い

て生じる結果の重篤性を強調し，自身が行う活動に関して人々の恐怖心を煽(あお)ることについて解説しています。この章では，そのような恐怖心を煽ることがヘルスプロモーターの間で好まれていたとしても，人々がそういった脅しのメッセージに対して自己防御することにつながるという理由から逆効果をもたらすかもしれないという多くの研究を引用しています。この章は，恐怖心を効果的にアピールする方法をどのようにデザインするかについて説明しますが，資料の制作者は他の行動変容技法についても考慮すべきです。

　ウェリジ，ロイター，ファン・リート & デ・フリース（Werrij, Ruiter, van 't Riet & de Vries）による9章では，ヘルスプロモーション・メッセージの内容（コンテンツ）が慎重に考察されていても，まさにメッセージのフォーメーション，すなわちフレーミング（言い回し）[訳注3]がそれらの効果性を決めてしまうことを示唆しています。ターゲット行動が異なる場合は，異なるメッセージの言い回しを使う必要があるかもしれません。これは細かいことですが，重要な効果であり，しばしばヘルスプロモーターに見落とされがちです。この章では，その根拠が示され，実践のためのはっきりとした忠告がなされます。

　ブルグ & オネマ（Brug & Oenema）による10章では，電子メディアがヘルスプロモーターに与える機会について解説します。この章では，コンピュータによるテイラー化介入[訳注4]の構築と評価について議論します。このような介入は，ターゲットとなるグループにではなく，個々の読み手に対して，メッセージを形成，すなわちテイラー化することができます。このようなシステムを構築するには時間がかかり，費用が高額になる一方で，紙ベースのメッセージよりもコスト面で効果があるかもしれません。この章では，関連する根拠を示し，制作者に対してコンピュータによるテイラー化した介入を紹介します。

ステージ4　介入の有効性をテストすること

　このデザインのステージが最も重要であり，同時に最も無視されていることかもしれません。制作者は，良い選択を行ってきたかもしれませんし，理解度とユーザビリティ（使いやすさ）を最適化する方法として，適切な行動変容技法を取り入れてきたかもしれません。しかしまだ，最終の制作物が効果的かどうかについての実証的な疑問が残されたままです。本書を通して，評価がどのように良いデザインへのフィードバックとなるのかについて解説しています。ターゲット・オーディエンスのメンバーを巻き込むことが重要であり，それができたときだけ，介入の効果に関して有効な予測ができるようになることが述べられています。また，本書ではこのテスト段階で，レイアウトと同様に内容（コンテンツ）に焦点を当てることが重要であることを強調したいと思います。なぜなら，そうすることで，より効果的なヘルスプロモーションの起案について，レイアウトと内容（コンテンツ）の両方が一致する完全な全体像を提供することができるからです。また，制作者は，人々がどのようにそれらの資料を使用するかについて気づか

＊訳注3　行動実施に伴う結果についての，獲得・損失などの言い回し。
＊訳注4　特定の個人に届けることを意図した情報，また変容方略の組み合わせによる介入。

なくてはいけません。すなわち，オーディエンスが探している情報は何なのか，何が彼らの目を引くのか，彼らが理解するであろうことは何か，その資料を読むことで彼らの動機づけや行動にどのような影響を及ぼすのか，ということについてです。事前テスト，そして本テストからの知見は，当初作成したデザインについて十分な根拠に基づいた変更を行うために利用できます。そうして，効果を最大化してくれそうな対話型過程を続けていくことができるのです。また，評価は将来の資料の開発のためにかけがえのない指針を提供してくれるでしょう。

注

本書の作成は，英国国立健康研究所（NIHR）の支援を受けました。しかし，表明された見解は著者のものであり，必ずしもNIHR，あるいは英国保健省のものではありません。

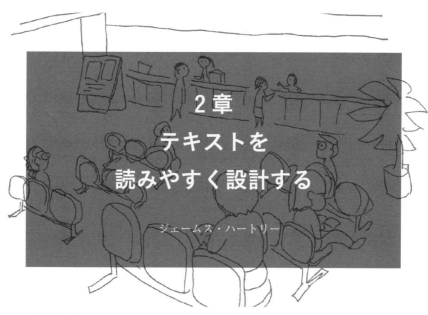

2章 テキストを読みやすく設計する

ジェームス・ハートリー

※章全体の訳注
本章の内容は，原著（英文）に基づくものであり，日本語文には必ずしも当てはまらない箇所もある。

　テキストの内容に説得力があれば読んでもらえます。しかし，それが読みにくいものであれば，読まれなかったり，誤解を生じさせたりします。本章では，テキストの内容についてではなく，どのように工夫すれば読みやすくなるのかということに焦点を当てます。具体的には，ヘルスプロモーションや医療の情報媒体に用いられている割り付け（レイアウト）や活字について論じ，ポスター，本，リーフレット，およびプレゼンテーションの投影資料の作成に応用できる指針を提示します。

学習の成果

本章を読み終えた後，あなたは次のことができるようになります。

1. 用紙サイズや向きを決める際の重要なポイントをあげることができる。
2. 理解しやすいように適切な余白を設定することができる。
3. 最適な文字のサイズおよび書体を用いることができる。
4. テキストを強調・差別化させるための工夫（斜体，太字，下線，大文字，色など）を行うことができる。

　さて，一緒にかかりつけの病院の待合室に入り，周囲を見渡してみましょう。壁にはいくつかの注意書きが貼られています。それらの多くは，喫煙や旅行時の注意事項などについて書かれたカラフルなポスターです。ただし，ほとんどのポスターは，文字が小

さすぎたり，薄すぎたりして，座っている席からは読むことができません。かろうじて読むことができる旅行時の注意事項に関するリーフレットには，「海外旅行ですか？あなたが知っておかなければならないことはコチラです。」と紙面の3分の2ほどを使って大きく書かれています。しかし，その「知っておかなければならないこと」が何なのかを理解するためには，席から立ち上がり，壁の前まで行かなければなりません。他の壁にも手書きやワープロで作られた注意書きが貼ってありますが，やはり，それらも文字が小さく，不必要に文字が強調され，行間が詰まっており，どの席からもはっきりと読むことができません。

多少の違いはあるかもしれませんが，たいていの待合室はこのような状態ではないでしょうか。病院の待合室の壁は，「○○してはいけません」や「○○しましょう」と書かれたリーフレットや手作りのポスターで溢れ返っています。しかし，通常，それらの出来はあまりよいものではありません。どこに問題があるのでしょうか。改善させるためにはどのようにすればよいのでしょうか。

2.1 用紙のサイズと向きの選択

テキストを印刷する際には，まず用紙サイズを決めなければなりません。ただし，適切な用紙サイズを選択するためのルールなどはありません。情報デザインの研究分野でも，用紙サイズについてはあまり検討されておらず，それほど役立つ知見は見当たりません。しかし，テキストが印刷される用紙サイズによって，その後の工程に様々な制約が加わってきます。用紙サイズがわからなければ，行の幅，列の長さ，印字の大きさ，およびフォントの形式などを決めることができません。これらを決めるのは，用紙（あるいは画面）のサイズです。読み手が，テキスト全体の内容を一覧でき，なおかつ細部までじっくりと読み込めるサイズにする必要があります。適切な用紙サイズを決めるために役立ついくつかの基準があります。まず，最も重要な基準は，テキストの使用目的です。その他には，想定される読み手，特定のデザイン特性（リーフレットが折り畳めて仕舞えるなど），および作成にかかる費用などがあげられます。

2.1.1 標準的な用紙サイズ

普段よく目にする用紙サイズは，とても大きな印刷用紙を何回か折り畳んでカットしたものです。用紙サイズの種類がたくさんあるのは，製造者によって基本の印刷用紙のサイズや折り畳む方法が異なるためです。

1911年にウィルヘルム・オズワルド（Wilhelm Oswald）は，$1:1.414$（$1:\sqrt{2}$）を「国際的フォーマット」として提案しました。その後，1922年にドイツの工業規格であるDIN476が公表され，幅と高さの比$1:\sqrt{2}$が1平方メートルあたりの印刷用紙の標準サイズとして定着します。国際標準化機構（The International Organisation for Standardisation: 以下 ISO）は，A列，B列，C列とともにこの基準を1958年に採用しました。今日では，ISOの推奨するこの区分をもとに50か国以上で独自の基準が定められています。

ISO 区分，特に A4（297 × 210mm）と A5（210 × 148mm）サイズは欧州で広く使用されています。辺の比が 1：√2 の長方形という ISO 推奨サイズの統一原則は，製造する長方形の区分によって，元の比率を保持しながら半分になったり 2 倍になったりします。半分になったり 2 倍になったりする過程で幾何学的に相似の長方形を作り出します。試しに A4 やその他のサイズの用紙を半分に折り畳んでみるとおわかりいただけると思います。

本の用紙は大きな標準サイズの印刷用紙を半分に 1 回，2 回，3 回，あるいはそれ以上折り畳んで作られているので，常に縦横の比率が ISO 標準サイズの 1：√2 になります。ただし，この基準に従っていない用紙は，折り畳んでも同じ形にはならないので，注意してください。

もちろん，用紙は，垂直（縦向き）と水平（横向き）のどちらの向きでも製本することができます（この本を横に向けて確かめてみてください）。また，左端だけでなく上部で（ノートのように）綴じることもできます。これらのバリエーションにより，様々な向きのページレイアウトが可能になります（Hartley, 2004a 参照）。ただ，これまでのところ，同じテキストを縦向きに印刷したときと横向きに印刷したときの効果の違いについて検証した研究はほとんど見当たりません。私の知る限りでは，患者への情報提供のためのリーフレットを縦向きと横向きの両方向で試験的に印刷して比較した私たちの研究のみです（Hartley & Johnson, 2000）。表 2.1 は，用紙のサイズと向きが，その他の部分にどれほど影響を与え，制約を加えるのかを表しています。例えば，横向きで印刷するとより多くの段組みが可能になります。

▼表 2.1　患者への情報提供リーフレットの印刷特徴（100 種類のリーフレットをサンプルにした割合）

	縦長用紙 （サンプルの 75%）	横長用紙 （サンプルの 25%）
1 段	48	0
2 段	50	83
3 段	2	5
4 段	0	10
5 段以上	0	2
左右両端揃え	74	62
左右両端不揃い	26	38
左寄せ見出し	86	65
中央ぞろえ見出し	14	35
小文字の見出し	82	48
大文字の見出し	18	52
図が含まれる	16	35
図なし	84	65
写真が含まれる	10	8
写真なし	90	92
テキストが四角で囲まれている	10	15
テキストが四角で囲まれていない	90	85

2.1.2 余白（マージン）

通常，本やリーフレットの上部，下部，両サイドの余白は均等になっています。稀に，余白がページ全体の50％に及ぶようなものもあります。実際には，上部，下部，外側の余白は10mm程度あれば十分なのですが，内側の余白だけは特別に注意が必要です。内側の余白は綴じしろ部分に当たるため広くとらなければいけません。例えば，印刷されたページは，コピーされたり，ファイリングのために穴をあけられたり，クリップで留められたりします。また，製本システム自体にページに穴をあける工程が含まれている場合もあります。文章や図表が綴じしろにあまりに近く印刷されていると，印字部分が内側に曲がってしまい読みにくく（もしくはコピーしづらく）なってしまいます。テキストはページの裏表に印刷されることが多いため，内側の綴じしろ部分にくる左サイド（もしくは，右サイド）には25mm程度の余白が必要でしょう。

2.1.3 段の幅

段の幅の選択は，ページのサイズと向き，余白の幅，テキストの性質によって決まります。表2.1にあるように，横向きに印刷されたリーフレットでは，2段組み，もしくは3段組みのフォーマットがよく利用されます。また，挿入する図表や写真のサイズや配置によっては，2段組のうちの一方を広くして他方を狭くするような方法もあります。雑誌の場合，記事の内容に応じて幅を変えたりするので，専門書を読み慣れている人は多少混乱してしまうかもしれません。インターネット上の電子テキストなどもしばしば複数の段組みを好んで用いています。

2.2 テキストの間隔

テキストの間隔を上手に設定すれば，読み手にとって読みやすく，情報検索しやすいものになります。つまり，適切なスペースの使用は，テキストの明瞭さを向上させてくれます。

本はもともと巻物の形をしていました。そのため，ページの概念がなく，ページ区切りもページ数も存在しませんでした（Small, 1997）。古代ギリシャ時代には，単語，文章，段落ごとの区切りすらありませんでした（テキストごとの単位であるパラグラフの概念は，16世紀に初めて登場します）。参照の方法も曖昧で，「上記参照」や「下記参照」といった程度でした。文字の形も同じ高さで，だいたい同じ幅でした。また，一行の文字数は均等で，単語は行の変わり目であってもハイフンを用いず（訳注：英語などの場合）途中から次の行に続けられていました。図2.1は，古代ギリシャ時代の形式で印刷したら（もちろん当時は手書きでしたが）どのようになるかを示したものです。今日，私たちが容易にテキストを読めるのは，句読点，空白，大文字，小文字，段落，節，章の区切りなどを効果的に使用しているからなのです。

眼球の動きに関する研究では，スペースを上手に使うことでテキストが理解しやすくなることが報告されています。例えば，フィッシャー（Fisher, 1976）は，読み手が慣れてくると，読解や検索の効率を向上させようとして，よりこれらの手がかりに頼ると

```
FORADULTSANDCHILDRENOVER12TAKE10R2TABL
ETSWITHFOOD20R3TIMESADAYDONOTTAKEMORE
THAN6TABLETSINTWENTYFOURHOURSLEAVEATL
EAST4HOURSBETWEENDOSESDONOTGIVETHISM
EDICINETOCHILDRENUNDER12DONOTTAKETHISM
EDICINEDURINGPREGNANCYITMAYDELAYLABOUR
ORMAKEITLASTLONGER
```

せいじんおよび12さいいじょうがたいしょう1かいに1または2じょうを1にちに2または3かいしょくもつといっしょにせっしゅすること24じかんいないに6じょういじょうせっしゅしないことつぎにせっしゅするまでさいてい4じかんあけること12さいいかのこどもにこのくすりをあたえないことにんしんちゅうにこのくすりをせっしゅしないことぶんべんがおくれたりながびいたりするおそれがある

▲図 2.1　古代ギリシャ時代のテキストの図式
（訳注：実線枠内は原著にある図で，点線枠内は訳したもの。以下同様。）

述べています。また，人は行の書き出し（終わりではなく）に注意を向ける（眼球の動きが固定する）傾向があり，テキストが詩のように不規則な形式で始まると，読み返す回数が増えてしまうことがわかっています。

　規則正しく適切にスペースを使用することは，読み手にとって以下の点で役立ちます。

1. 文書全体の構造を把握しやすくなる。
2. テキストの中の冗長な箇所がわかり，より早く読めるようになる。
3. 個人的に関心のある箇所を探しやすくなる。

したがって，テキストのデザイナーは，見た目にこだわってスペースを変えるのではなく，規則正しく適切にスペースを用いることが重要です。

2.2.1　垂直方向の行間

　行間は，垂直と水平の両方向に存在します。一貫性があり，事前に計画された垂直方向の行間設定は，読み手にとって，複雑なテキストの基本構造を理解する際の手がかりになります。広めに行間を取れば，文章，段落，小見出し，大見出しといった下位の構成要素間を切り離すことができます。

　最もシンプルな行間設定は，一定の法則に従って行間を設定するやり方です。例えば，段落の2行上に小見出しをつける，段落の下は1行あける，大見出しはテキストや小見出しの4行上につける，段落後は2行あける，などです。もっと複雑なテキストの場合，同じ段落内であっても，すべての文章を改行して書き始める方法もあります。

　図2.2にある最初の文章は従来の方法による間隔を示しています。一方，下の文章は一定の法則に従って行間をあけています。このような法則は，本文の構成部分の間のスペース量を均一にするために効果的な方法です。他の法則（必ずしも均等に間隔を設定する必要はないが，一貫している）も利用できます。とはいえ，もっと複雑な文章になってくると，インデント（字下げ：文字列の開始位置をずらすこと）を使って文章構造を説明したくなってくるでしょう（以下の通り見ていきます）。

通常，読み手は，紙面でも画面上でも，長い段落になると，より自由な方法で表示されることを好むという研究報告があります（Hartley, 2004a; Ling & van Schaik, 2007）。したがって，図 2.2 でいえば，通常，読み手は下の文章表示を好みます。

　最後に，垂直方向の行間に関して，テキストの構成部分間で縦のスペースを規則正しく均等に設定する場合は，「流動的ベースライン」を利用することになります。どのような種類のテキストも各ページの同じ位置で終わるとは限りません。流動的ベースラインを用いれば，テキストの内容や構成に合わせて（ページが埋まったからではなく），ページの最終行を決めることができます。

　経験的には，教科書（またはプレゼンテーション資料やパンフレット）の各ページに±2 行くらい調節できるようにゆとりを持たせておくとよいでしょう。このゆとり分をうまく使うことで，段落の最終行がページの一番上にくることや見出しや段落の始まりがページの一番下にくることを防ぐことができます。通常は，各ページの同じ位置で文章をスムーズに終了させるために，行間を広げたり狭めたりして調節します。この方法でも特に問題はないのですが，稀にまだ次のページにテキストが続いているにもかかわ

> For adults and children over 12 take 1 or 2 tablets with food 2 or 3 times a day. Do not take more than 6 tablets in 24 hours. Leave at least 4 hours between doses. Do not give this medicine to children under 12. Do not take this medicine during pregnancy. It may delay labour or make it last longer.
>
> For adults and children over 12
> Take 1 or 2 tablets with food 2 or 3 times a day.
> Do not take more than 6 tablets in 24 hours.
> Leave at least 4 hours between doses.
> Do not give this medicine to children under 12.
> Do not take this medicine during pregnancy.
> It may delay labour or make it last longer.

> 成人および 12 歳以上が対象 1 回に 1 または 2 錠を
> 1 日に 2 または 3 回，食物と一緒に摂取すること　24 時間以内に
> 6 錠以上摂取しないこと　次に摂取するまで最低 4 時間空ける
> こと　12 歳以下の子どもにこの薬を与えないこと　妊娠中に
> この薬を摂取しないこと　分娩が遅れたり，長引いたりする
> 恐れがある
>
> 成人および 12 歳以上のこどもが対象
> 1 回に 1 または 2 錠を 1 日に 2 または 3 回，食物と一緒に摂取すること
> 24 時間以内に 6 錠以上摂取しないこと
> 次に摂取するまで最低 4 時間空けること
> 12 歳以下の子どもにこの薬を与えないこと
> 妊娠中にこの薬を摂取しないこと
> 分娩が遅れたり，長引いたりする恐れがある

▲図 2.2　上部：伝統的なレイアウトで設定されたテキスト
　　　　　下部：一貫した行間を用いたテキスト

らず，読み手にテキストが終了していると誤解を与えてしまうことがあるので注意が必要です。

2.2.2 水平方向の行間 (訳注：ここでは左右幅のこと。)

　本書では，テキストのすべてが，「両端揃え (justified)」になっています。つまり，長さが均一で，テキストは左右の両端または余白に合わせられています。左右両端揃えは紙媒体のものでは割と一般的です。テキストの端にできるまっすぐな線は，各文の単語間のスペースを変化させたり，時々ハイフンや文末で単語を分割することで成り立っています（訳注：英語などの場合）。また，段の幅が非常に狭いテキスト（新聞や医療系冊子など）では，文章が指定の長さに収まるように単語を構成する文字間のスペースを調節します。

　他の対応策としては，各単語間に統一した間隔をおく「両端を揃えない方法 (unjustified)」があります。この場合，それぞれの単語の間には均一の余白が入ります。そして，行の末尾については，通常，単語を分割したり，ハイフンでつないだりしません（訳注：英語などの場合）。したがって，文章の右端は不揃いになります。画面上の電子文書などではこのようなものが多く，非公式の健康に関わる医療通信（患者向けの情報冊子など）でもよく見られます。

　紙媒体のテキストでは，両端を揃えるべきか否かについて，以前からいろいろ議論がなされています。この問題を考えるにあたって，これまでどちらの形式がより多く使用されてきたかはあまり重要ではありません。つまり，いずれの形式を使用するかは個人の選択の問題です。しかし，小さな子どもやお年寄りにとっては，行端を揃えない文章のほうが読みやすいという研究結果もあります（Hartley, 2004a 参照）。

　行端が揃っていないテキストには他の利点もあります。例えば，行の一番後ろに新しいテキストの最初の単語がくる場合，または最後の単語に句読点がついている場合には，

```
For adults and children over 12
    Take 1 or 2 tablets with food 2 or 3 times a day.
    Do not take more than 6 tablets in 24 hours.
    Leave at least 4 hours between doses.
Do not give this medicine to children under 12.
Do not take this medicine during pregnancy.
    It may delay labour or
    make it last longer.
```

```
成人および12歳以上のこどもが対象
    1回に1または2錠を1日に2または3回，食物と一緒に摂取すること
    24時間以内に6錠以上摂取しないこと
    次に摂取するまで最低4時間空けること
12歳以下の子どもにこの薬を与えないこと
妊娠中にこの薬を摂取しないこと
    分娩が遅れたり，
    長引いたりする恐れがある
```

▲図 2.3　図 2.2 で示したテキストの行間を修正したもの

改行してこの単語から次の行を開始することができます。もちろん，各行の開始位置を自由に決めることもできます。また，インデントによって，下に続くテキストが上のテキストの下部構造であることを知らせることもできます（図 2.3 参照）。

2.2.3　垂直方向および水平方向の行間の組み合わせ

　すべてのテキストにおいて，内容によっては垂直方向の行間と水平方向の行間の両方を調節する必要が出てきます。例えば，内容に連続性がある散文で構成されているテキストであれば，通常 1 つのインデントで一段落にまとめれば問題ありません。しかし，テキストが複数の独立した要素から構成され，それぞれ新しい行から始めなければなら

```
For adults and children
    over 12,
        take 1 or 2 tablets
            with food,
    2 or 3
        times a day.

Do not take
    more than 6 tablets
    in 24 hours.

Leave at least 4 hours
    between doses.

Do not give
    this medicine
        to children under 12.

Do not take this medicine
    during pregnancy.

It may delay labour,
    or make it last longer.
```

```
成人および子どもが対象
    12 歳以上
        1 回に 1 または 2 錠
            食物と一緒に摂取すること
        2 または 3 回
            1 日に

摂取しないこと
    6 錠以上
    24 時間以内に

最低 4 時間空けること
    次に摂取するまで

与えないこと
    この薬を
        12 歳以下の子どもに

この薬を摂取しないこと
    妊娠中に

分娩が遅れたり，
    長引いたりする恐れがある
```

▲図 2.4　コンピュータで設定された行間により図 2.2 に示された文章の行間を調整したもの（Walker et al., 2007 参照）

ない場合，そのたびにインデントを使用していては誤解を招いてしまいます。これが，教科書や情報文書で新しい段落の始まりをインデントではなく，行間によって示すべきであると考える理由です*訳注1（Hartley, 2004a 参照）。図2.3は，図2.2に示したテキストと同じ内容ですが，テキストの内容を明確にするために垂直方向の行間と水平方向の行間の両方を調節しています。

　図2.4は，図2.3の文章をウォーカーら（Walker et al., 2007）が開発したコンピュータ・プログラムによって解析したものです。このプログラムでは，自然な言語的内容（基本的な構文構造だけでなく，単語の難易度や句読点のパターンなど）を分析して，文脈の感覚と言語処理を最適化するために，書式の種類（改行やインデントなど）を特定します。従来の書式よりも，このほうが読み手は記憶したことをより多く思い起こすとの研究報告もあります（Walker et al., 2007）。さらに，これらの異なった書式で設定された短いテキストについて思い出すように言われると，通常は提示された方法に沿って書き出すことが明らかにされています（Hartley, 1993）。

2.2.4　大きなミス

　テキストの行間に注意しないと困難を招いてしまうことを如実に示したのが，2000年の米国大統領選挙でした。フロリダ州では，投票したい候補者の名前の横にあるパンチ穴を抜く方式の投票用紙を採用していました。しかし，そのパンチ穴が候補者の名前の位置に規則正しく並んでいなかったため，フロリダ州の多くの有権者が民主党のゴア（Al Gore）候補と間違えて，改革党のブキャナン（Pat Buchanan）候補に投票してしまいました（Hartley, 2004bのイラスト参照）。この選挙戦においてフロリダ州は要の州だったので，多くのフロリダ州の有権者は，意図せずブッシュ大統領の当選を手助けすることになりました。

　これは極端な例だとしても，このようなことが起こらないように，テキストについて「とりあえず，ここに」といった設定は行うべきではありません。テキストの垂直方向と水平方向の行間は最初に決めておく必要があり，テキスト全体を通して一貫していなければなりません。資料に，テキスト，図，およびその他の説明素材が混在する場合，書き手と制作者は，最も効果的に，かつ体系的に表示するように熟慮しなければなりません。いろいろな要素を紙面上にごちゃまぜに配置して，写真やイラストに文章がかかったり，またはそれらを囲むようなことがあってはいけません。

　通常，制作者は，いわゆる「印刷のための基準グリッド（typographical reference grid）」を用いて統一感を持たせています（詳しくは，Hartley, 2004a; Tondreau, 2009参照）。このツールは，事前に非表示の補助線とグリッドの上に配置（レイアウト）することができ，テキスト内の各要素を区別するために必要な行間の構成を決めることができます。例えば，外側と内側の余白やテキストの幅，1ページあたりの通常行数と最大行数，テキスト，図表，およびそれらの説明文（キャプション）に割ける行間などが明らかになります。

＊訳注1　日本語ではインデントを用いる。

2.3 文字サイズと書体の選択

2.3.1 文字サイズ

　これまで，多くの研究者が，読むのに最適な文字サイズ，また適切な行の長さや行間について提案してきました。ティンカー（Tinker, 1963）は，この点に関する初期の先行研究をまとめており，シュライバー（Schriver, 1997）はさらに最新の知見を紹介しています。

　残念ながら，文字サイズに関する初期の研究の知見は，健康関連のテキスト制作には役立ちません。それらは，原則として，研究対象とされた文字サイズ，行の長さ，および行間などが「実在」のものではないためです。ほとんどの先行研究が，例えば非常に短い散文や意味のないテキストなど，単純な設定（Hartley, 2004a の例を参照）のもとで文字サイズの課題を検証しています。

　現在，印刷業界では様々な計測システムが用いられていますが，電子印刷の普及により今後はおそらく合理化されていくものと思われます。そのような中，現在も広く用いられている単位の1つに「活字のポイント（1ポイントは0.0138インチ，または0.3527mm）」があります。教科書や電子文書の一般的な文字のサイズは10，11，12ポイントです。「細かい文字」（例えば，法律文書など）は6ポイントまたは8ポイントですが，これはきわめて読みづらいサイズです。

　また，14，18，24ポイントなどの大きなサイズは，見出しなどに使用されます。文書の印刷設定の際に，例えば「12ポイント分に10ポイント」のように指示することもあります。これは，読みやすくするために，行間に2ポイント分のゆとりを設けることを意味しています。

　文字サイズに関するもう1つ厄介な問題は，特定の書体のサイズ（例えば，12ポイント）が読み手にどのように見えているのかが明らかになっていないにもかかわらず，特定の書体のサイズが推奨されていることです。既定の文字のサイズは，金属活字に(元来）必要な高さによるものです。よって，文字の横幅は書体によって異なります。

　例えば，図2.5は，同じサイズ（12ポイント）で，5つの異なる書体により印字したものを表しています。ご覧のように，文字の高さは一定でも，横幅はそれぞれ異なります。

```
For adults and children over 12 (Times New Roman)
For adults and children over 12 (Palatino)
For adults and children over 12 (Century Gothic)
For adults and children over 12 (Bookman Old Style)
For adults and children over 12 (Courier New)
```

▲図2.5　12ポイント書体の種類

絶対的におすすめできる単一の書体や活字はありません。制作者は，小さすぎる，あるいは大きすぎる書体，または長すぎる，あるいは短すぎる行にならないように，慎重に吟味しなければなりません。例えば，下の例でおそらく読みやすいのは，最初の文章のほうだと思います。

> Leaving the leather strap in damp areas can cause it to go mouldy or to crack. To ensure a long life for the band …

> 湿気の多い場所に革ひもを放置すると，カビや割れが発生することがあります。バンドの寿命を確保するには……

> Leaving the leather strap in damp areas can cause it to go mouldy or to crack. To ensure a long life for the band …

> 湿気の多い場所に革ひもを放置すると，
> カビや割れが発生することがあります。
> バンドの寿命を確保するには……

患者向けの情報冊子などは，患者に精読してもらわなければならないにもかかわらず，ほとんどの印刷業者は小さな文字で印刷しており，非常に読みにくいものになっています。経験的に，12ポイントで1.5行の間隔に設定していればほとんどの人（軽度の視覚障害者であっても）が読むことができます。

制作者は，「小さすぎず，大きすぎない」最適な書体を選ぶために，慎重にテキストを検討する必要があります。例えば，ポスターでは，大きな文字を使用すると，各行に最大でも3つ，4つの単語しか表示できなくなってしまいます。それだと，1行に単語を構文的に配置させることは困難です。とはいえ，小さいサイズの文字だと，各行に多くの情報を詰め込むことはできますが，万一，文章が読めなかった場合は目も当てられません。

2.3.2　書体

現在，数千種類の書体が存在します。では，使用すべき書体をどのように決めればよいのでしょうか。ブラック（Black, 1990）は，書体を選択する際のポイントについて以下のようにまとめています。

1. 文章の目的を考慮する。
2. 選択できる文字サイズと太さ（例：ライト，ミディアム，太字）を確認する。
3. よく使用される文字や記号だけでなく，特殊な文字（例えば，数学記号）も確認する。
4. 書体が複写の繰り返しにどれだけ耐えられるかを考慮する。

特定の書体は，ある状況では適切であるように思えます。例えば，「𝒿𝑜𝓀𝑒𝓇𝓂𝒶𝓃」や「**Impact**」は，パーティーの招待状であれば適切な書体かもしれませんが，健康関連の資料にふさわしいとは思えません。書体の選択には，個人的な好みや思い入れが影響するとの指摘もあります。このような個人差を考慮すると，特殊な書体よりも無難な書体を用いるほうが賢明であるといえます。

2.3.3　セリフ体とサンセリフ体

書体は，一般的に，セリフ体（文字の先端に装飾がある）とサンセリフ体（文字の端に装飾がない）の2つに分類されます。例えば，前出の図2.5でいえば，1番上の書体 Times New Roman はセリフ体で，3番目の Century Gothic はサンセリフ体になります。＊訳注2

残念ながら，どの書体が，印刷物，あるいは電子文書に適しているかについての明確な指針はありません。制作者の中には，セリフ体をテキストに使用し，サンセリフ体を見出しやその他の目的（本文と区別するときなど）に使用することを推奨する人もいます。その他に，サンセリフ体は小さい文字（例えば8ポイントや10ポイント）のときに読みやすく，読み返すことがあまりないテキスト（例えば，参考資料，表，カタログなど）に適しているという考えもあります。また，サンセリフ体は高齢者向きであるとの意見もあります。

シュライバー（Schriver, 1997）は，活字に関する先行研究を調査した上で，活字は，これまでの成功例と常識に基づいて選定すべきであると結論づけています。確かに，セリフ体かサンセリフ体にはそれぞれ膨大な種類の書体があり，どちらがよいかについて一般化することはあまり意味がないように思われます。文脈に照らし合わせながら，特定の書体によってどのような差が生じるのかを検討するほうが賢明です。

ダイソン（Dyson, 2005）は，画面上における書体についての研究を調査し，類似した見解を示しています。実際のところあまり多くの研究はありませんが，それらはサンセリフ体の使用を支持していました。例えば，バーナードらは，大人，子どもを問わず，12ポイントの Times Roman よりも 12ポイントの Arial をすすめています（Bernard & Mills, 2000; Bernard, Chaparro, Mills & Halcomb, 2002）。リン＆ヴァン・シャイク（Ling & van Schaik, 2006）は，画面上の文書について情報検索を行う上では，12ポイントの Times Roman と 10ポイントの Arial に大きな違いは見られませんでしたが，ユーザーの好みでは，サンセリフ体である Arial が推奨されました。マッキーウィッツ（Mackiewicz, 2007）は，セリフ体とサンセリフ体，それぞれ5種類ずつを用いたパワーポイントのスライドについて比較したところ，その有効性にほとんど差はなかったものの，サンセリフ体のほうがより専門性があるとみなされることを明らかにしました。

2.3.4　大文字 (訳注：原著ではこの記述を次ページの英文のようにすべて大文字で表記している。)

大文字と小文字の両方で構成された文章に比べて，大文字のみの文章は非常に読みづらいものです。通常，大見出しは，大文字（または，小見出しに小さいサイズの大文字）を用いますが，読みやすくするために文字の周りに余白を作るのでそれほど問題になり

＊訳注2　日本語では明朝体がセリフ体で，ゴシック体がサンセリフ体となる。

ません。しかし，大文字の使用はできるだけ最小限に抑えるべきです。数学の記号は別として，大文字は，文章（見出しを含む）の書き出しや固有名詞の1文字目に使用する程度に抑えておくべきでしょう。大文字で印刷された注意事項は，読みにくいものです。

> PARAGRAPHS OF TEXT SET IN CAPITAL LETTERS ARE MORE DIFFICULT TO READ THAN ARE PARAGRAPHS SET IN UPPER- AND LOWER-CASE LETTERS. THE USE OF STRINGS OF WORDS IN CAPITALS FOR MAIN HEADINGS (OR SMALL CAPITALS FOR SECONDARY HEADINGS) MAY CAUSE FEW PROBLEMS BECAUSE SUCH HEADINGS ARE NORMALLY SURROUNDED BY SPACE THAT AIDS THEIR PERCEPTION. ON THE WHOLE, THOUGH, THE USE OF CAPITAL LETTERS SHOULD BE KEPT TO A MINIMUM. APART FROM THEIR SPECIALISED USE IN MATHEMATICAL WORK, CAPITAL LETTERS ARE BEST RESERVED FOR THE FIRST LETTER OF A SENTENCE (INCLUDING HEADINGS), AND FOR THE FIRST LETTER OF PROPER NOUNS. NOTICES PRINTED IN CAPITAL LETTERS ARE HARD TO READ.

2.3.5　イタリック体

　文字を傾ける「イタリック体」は，16世紀の書籍の中に初めて登場します。イタリック体は，通常の小文字や丸められた文字よりも縦方向に圧縮されており，1行あたりの文字数を増やすことができます。通常，イタリック体のテキストは一般的なテキストよりも読みにくくなります（*Schriver, 1997*参照）。したがって，*イタリック体は，注目すべき重要な単語あるいは要点だけに使用しましょう*。

2.3.6　太字

　太字は強調するために使用されます。しかし，大文字やイタリック体と同様に多用するとその効果が半減するため，むやみに用いないことが重要です。

2.3.7　段落番号と中黒（ビュレット）

　箇条書きの際につける段落番号や中黒（・）は，段落内の要点をわかりやすく見せる際に便利です。下の2つを比較してみましょう。

　読み手を手助けする4つの工夫は，詳細な目次，各章の大まかな概要，文章の見出し，および結びの要約です。

　読み手を手助けするための工夫は以下の4つです。
1. 詳細な目次
2. 各章の大まかな概要
3. 文章の見出し
4. 結びの要約

また，要点を同列で列挙すると，読み手の理解をより助けることができます。例えば，以下の通りです。

中黒で 列挙する場合	番号で 列挙する場合	特定の文字列で 列挙する場合
・------------------	1 ------------------	(a) ------------------
・------------------	2 ------------------	(b) ------------------
・------------------	3 ------------------	(c) ------------------

2.3.8 色

医学用のテキストなどは，様々な方法で色付けされています。単にアピールするために見出しに色を付けることもありますし，重要な内容を他の箇所と区別するために色付けをすることもあります。

紙媒体の説明書やマルチメディアによるプレゼンテーションにおける色付けの有効性に関しては，数多くの研究調査があります。まだ，明確に一般化できるものはありませんが，以下の点については留意しておくべきでしょう。

- 人それぞれ，色の好みがある。
- 読み手は，補助的に（強調したいときなどに）別の色を用いることを好む。
- 色付けは学習の手助けになる。

しかし，

- 別の色を用いる際は，読み手が混乱しないように，控え目，かつ規則的に使用する必要がある。
- 一部の色は他の色よりも目立つので，同じページ（または画面上）に多くの色を使用してもあまり役に立たない。
- 印刷物または画面が見えやすくなる特定の色の組み合わせがある。例えば，白または黄色の紙の上では黒字は見えやすいが，暗い赤色または紫色が背景の場合は黒字は避けたほうがよい。
- 特定の色や色の組み合わせは白黒でコピーするとうまく映らない。
- 男性の約 8.5%，女性の約 0.5% が色盲である。
- 難読症の患者に対して，効果的な用紙やスクリーン（およびオーバレイ[訳注3]）の色についての議論が数多くなされている（Wilkins, 2003）。

＊訳注3　ブラウザの支援機能で，画面にフィルターをかけて読みやすくできる。

2.3.9　活字による工夫の組み合わせ

　特定の文章を強調するための工夫についても，その組み合わせを間違えたり，過剰に使用したりしてしまうと，逆に効果が失せてしまいます。頻繁に，大きさ，行間，書体などを変化させるのはあまり賢明な方法とはいえません。経験上，強調する際には，多くてもそのうちの1つか2つを変化させるだけで十分です。

2.4　サイズの問題

> 重要なお知らせ
> 当病院では診療費に関して以下のように定めています。
> その日の受診料は，
> その日のうちにお支払いください。

　上のような通知は遠くからでも読めなければいけないものであり，普通よりも大きな文字で印刷します。大文字，太字，色，下線を使う場合もあるでしょう。ただ，4つすべてを行った場合は読み手を混乱させることになります。経験上，黒字で24ポイントに設定された大きめの小文字（訳注：英語の場合）であれば，3フィート（1m）離れた位置からでも読み取ることができます。よって，上の通知をよりよくしたものは次の通りになります。

> **重要なお知らせ**
> その日の受診料は，その日のうちにお支払いください。

2.5　結　論

　最後に，「するべきこと」と「してはいけないこと」について一覧を紹介します。これまで説明してきた様々な事項について，ただ闇雲にまねるのではなく，注意深く熟考してください。そして，テキストを完成させる前には，必ず適切な読み手に読んでもらい，検証してください。

◎ **するべきこと**
- テキストの目的を達成するための最善の方法を検討する。
- 適切な用紙サイズを選択する。
- イラストなどが含まれる場合は，用紙の割り付けに関して事前にしっかりと練っておく。

- テキストの構成要素（例：見出し，段落，イラスト，注釈）を区切るための余白の総量を事前に決めておく。
- 段落を区切る際に，インデントだけではなく，行間の設定を上手に行う。
- 行端を揃えないテキストも検討する。
- いろいろな層の適切な読み手にテキストを試し読みしてもらう。

✕ してはいけないこと

- 不適切な文字のサイズ（および書体）を使用する。
- テキストを強調するために，過剰に，大文字，下線，および色などを使用する。
- 表，グラフ，イラストなどの配置場所を決定するときに，「とりあえず，ここに置いてみよう」方式を採用する。

それでは，がんばってください！

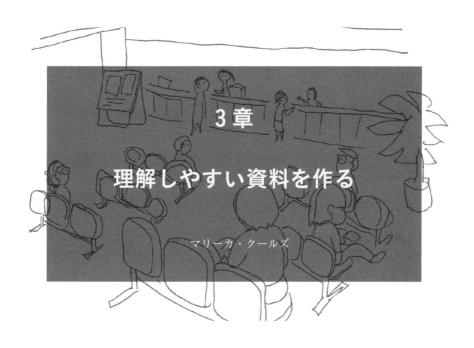

3章
理解しやすい資料を作る

マリーカ・クールズ

　ヘルスプロモーションの主な目的は，人々の行動変容をサポートすることです。行動変容を促すためには，その人が「なぜ」変わるべきなのか，また「どのように」変わることができるのかを理解する必要があります。行動変容の範囲は，長期的な身体活動習慣の定着から，薬や補助薬品の適切な使用にまで及びます。パンフレットやリーフレットは，読者の動機づけを高めるためによく用いられていますが，行動変容を促すためには作者のメッセージを理解しなければなりません。そこで，本章では，書面のテキストをよりわかりやすくするための方法に焦点を当てます。

学習の成果

本章を読み終えた後，あなたは次のことができるようになります。

1. 明瞭性の観点から資料を分析し，その長所と短所を特定することができる。
2. 内容の矛盾を訂正するためにいくつかの技法から必要なものを選択し，対象とする読み手（ターゲット・オーディエンス）のために明瞭性を高めることができる。
3. どのようなグラフィック（図形や画像）を使えば，読み手にとってメッセージが理解しやすくなるのかを判断できる。
4. 自分が作成した資料でグラフィックをうまく利用するための，批判的かつ建設的な見方ができる。
5. グラフィック・オーガナイザー（視覚的情報整理），画像やアイコン，挿絵などの，グラフィックを効果的に利用してデザインをすること

6. 自身の資料のわかりやすさをテストし，改善の余地がある部分を明確にできる。

　情報処理理論では，「理解」がメッセージの受容と説得力に重要な意味を持つことが明確に示されています（McGuire, 1972）。読み手に資料を理解させ，さらに受け入れさせ，実際に行動させるためには，文字やグラフィック（写真，図，イラストなどの視覚的情報）が役に立ちます。もちろん，ヘルスプロモーターはこのことに気づいています。今日では，ほぼすべてのパンフレットやリーフレットに「見出し」「挿絵」「図表」が用いられています。一目見ただけでその内容を理解できるようにするには，グラフィックの使い方がきわめて重要になります。本章では，グラフィック・デザインの良い例と悪い例の両方を提示しながら解説していきます。まずは，読み手がどのようにテキストやグラフィックを解釈するのか，そのプロセスの説明から始めましょう。

3.1 「理解」の基礎をなす認知的メカニズム

　図 3.1 は，読み手がテキストを読んでいるとき，もしくはグラフを解釈しているときに生起する心理過程を模式化したものです。この図をよく見てください。テキストを読んでいるとき（図 3.1 のステップ 1 参照），その内容は読み手のワーキングメモリ（作動記憶）内で処理されます。そこで，概念を表象化（もしくは符号化）するための一連のプロセスが生じます（ステップ 2 参照）。これらの概念には，読み手にとって新しいものもあれば，既知のものもあります。それらはワーキングメモリ内で統合されます。入ってくるテキストの情報を連続的に結合させて，読み手は読んだ内容の心的表象を形作ります（ステップ 3 参照）。このとき，長期記憶に格納された既存の知識も参照しながら処理が行われます（ステップ 4 参照）。つまり，テキスト内の情報の理解は，読み手が新しい情報の断片を認識し，既知の情報と結びつけることで生じるのです。このことを念頭に置くと，効果的な資料作成のためには以下の 2 つのガイドラインが必須といえます。

   1. ワーキングメモリ内で一度に処理できる概念の数には限度があるため，テキストの各段落で示す概念は必要最小限にし，繰り返し提示する。
   2. グラフィックとテキストの内容をしっかりと対応させて，曖昧な部分を残さない。

　上記のことをふまえると，良いデザイン，悪いデザインの特徴が見えてきます。このテキストを改めて読み直してみると，「どうしてこの囲みが必要なのだろうか？」，もしくは「図 3.1 を説明するテキストはどこにあるのだろうか？」といった疑問が湧いてくるはずです。あるいは，「図の中にあるステップ 5 はどこで説明されているのだろうか？」

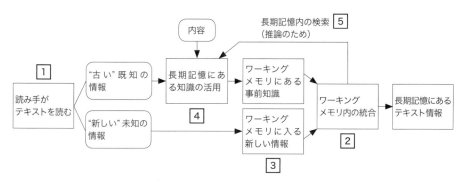

▲図 3.1 読み手がテキストを読むとき，またはグラフを解釈するときの心理過程概要
（Kools et al., 2004）

と思われたかもしれません（これについては，まだ説明していませんので，その疑問はごもっともです）。ひょっとしたら，グラフィックの使い方について論じている章にもかかわらず，図 3.1 がわかりにくくて少し腹を立てているかもしれません。実は，それこそが，難解なテキストやわかりにくいグラフィックを見たときに生じる読み手の典型的な反応なのです。

　図 3.1 には，長所と短所があります。テキストで説明されている重要な要素を簡潔にまとめている点では良い図表です。図中に示されている各ステップの重要な要素は，テキスト中でも詳しく説明されています。それにより，図中の重要な要素を結びつけることができ，この心理過程の理解を容易にしてくれています。一方，この図には，混乱を招いてしまう短所も見られます。それは，図中のいくつかの要素についてはまだ説明が十分でなく，自分でその意味を推測しなければならない点です。これは悪いデザインの典型ですが，巷にあるヘルスプロモーション資料においても意外とよく見られます。読み手の理解の根底をなす心理的結合プロセスを促進できるように，グラフィックとテキストの双方について熟慮しなければなりません。それをふまえて，この章の最後で再度，この図 3.1 をよりわかりやすく改善してみたいと思います。

3.2　理解しやすい資料を組み立てる

　よく構成された資料の場合，読み手がその「まとまり」具合（一貫性）について気づくことはほとんどありません。しかし，資料に「まとまり」がない場合，読み手はすぐに読みにくさに気づきます。これには，読み手の知識量も関係してきます。資料の情報については，読み手が持つ既存の知識と合致しているほど，「新しい」情報を既存の「知識基盤」に統合することが容易になり，提示された資料の理解が進みます。図 3.1 の（ステップ 5：⑤）で示したように，「新しい」情報と「古い／既存の」知識が合致しない場合は，読み手は内容を理解するために「推測」を行います。マクナマラら（McNamara et al., 1996）は，この「心理過程」（「積極的な情報処理（active processing）」ともいう）が理解に必要であるとしています。また，知識が豊富な読み手が「まとまり」のある資

料を読む場合と,「まとまり」のない資料を読む場合とで比較すると,予想に反して,「まとまり」のない資料の内容のほうがより記憶されていることを確認しました。その理由については,後者が行わなければならなかった推測が,文書の「積極的な情報処理」につながり,そのことがテキスト情報の理解を促進させたからではないかと考えられています。もちろん,読み手がその内容に対して適切に推測できるだけの能力があるという前提条件があります。そうでなければ,理解のプロセスはたちまち破綻してしまいます。しかしながら,この結果は,読み手の理解を促すために,私たちが積極的に推測を手助けすることが重要であることを示しています。ここで,制作者に意識してほしい点は以下の通りです。

> ヘルスプロモーション資料の制作者は,資料内の要素が読み手によって見落とされたり,または暗黙に推測され,都合よく「心理的結合」されたりするかもしれないことを考慮に入れ,読み手がどのような経験・知識を有しているのかを把握しておく必要がある。

　想定される読み手が「誰か」を定めたら,「どの程度の知識を持っているのか」について把握し,それから「何を」「どのように」説明するのかを考えます。説明する内容を「何」にするかについては,6～10章でふれています。本章では,「どのように」説明するのかに焦点を絞ります。予備知識と推測の原理が,グラフィックとその説明文と同様,テキストとテキスト間のつながりでも当てはまるとき,テキストはより明確になります。最後に読まれる一文は,その後に続くテキストを解釈する予備知識になるのです。テキスト同士が効果的に結びついていると,そのテキストは「まとまり」があるとみなされます。資料に「まとまり」を持たせるための原則は,認知心理学の分野で確立されています。次は,そのことについて説明していきます。

3.2.1　テキストを書く：マクロな要素とミクロな要素

　テキストの「まとまり」については,2つの異なったレベルがあります。それは,全体レベルと部分レベルで,マクロレベルとミクロレベルとも呼ばれています。テキストの内容を理解するためには,どちらのレベルにおいても資料における心的表象に一貫性がなければなりません (Lorch et al., 1985)。トピックが論理的に並び,テキストの各段落と総合的なトピックが明確に連携し合っていれば,そのテキストはマクロレベルで「まとまり」があるといえます。例えば,読み手が,一般的に「原因」「結果」,そして「(原因について) 行うべきこと」の順番を期待するとします。そこでもし,いきなり「行うべきこと」から始めた場合,読み手がその記述の理由を読んでいなければ,その意味はわかりません。そのため,まず理由から始め,それから説明をすれば,マクロレベルでテキストにより一貫性をもたせることができます。

　一方,ミクロレベルの場面は,前後のテキスト同士が明確につながっていれば,テキストに「まとまり」があるといえます。この場合,読み手はテキストの前後関係を推測する必要がありません。これは (かなり論理的に表すと)「推測の削減 (inference reduction)」といいます。つまり,そこには概念間のつながりがあり,テキストの中で

そのつながりがしっかりと明示されていることを意味しています。例えば，前のテキストの主語を次のテキストでもそのまま明示すれば，前のテキストの主語と次のテキストの主語が同じであることに疑いの余地はありません。しかし，次のテキストで主語となる単語の代わりに代名詞や類義語を用いると，読み手は代名詞を前のテキストの主語に置き換える，いわゆる「心的置換（mentally replace）」を行わねばならなくなります。ここにミスが生じる隙が生まれます。「マーフィーの法則（失敗する余地があるなら，失敗する）」を知っているならば，「君子危うきに近寄らず」です。マクロレベルとミクロレベルの両方で，テキストにおける記述の原則を適用すれば，テキストの「まとまり」を向上させることができます。これらの原則を以下のガイドラインに示します。

3.2.2 主要なテキストデザインに関するガイドライン

マクロレベルでの「まとまり」を高めるために，反復性のある資料作成の過程，すなわち，規則性を持たせた資料作成の過程において，書き手や編集者は，以下の2点に注意して資料を構成しなければなりません。

1. 見出しは，主要な内容に用いる。
2. 段落の始まりと終わりのテキストは，その前と後の情報にどのような関連があるのかをしっかりと説明する。

ミクロレベルでの「まとまり」を高めるためには，テキストを書く（もしくは，書き直す）際に，次の7つの原則を意識しておきましょう。

1. 前のテキストとの連続性を維持するために，前のテキストで使われている言葉をそのまま繰り返し用いる。
2. 曖昧さを防ぐために，「これ，あれ，これら，あれら」などの指示代名詞は，1つの意味をさす場合のみ用いる。
3. 難解な，あるいは一般的でない用語を説明するために，記述的な推敲を重ねる。
4. テキスト間の関係性をはっきりさせるために接続詞を用いる。
5. テキストの中では，情報に関して「既知」の順番を守る。
6. それぞれのテキストでは，主格を明示する。
7. 可能なかぎり，以上の原則に従って，因果関係を説明することに注意を払う。

3.2.3 資料デザインに関するガイドラインの補足

研究では，テキストの心的理解と合致する一連の補足原則についても強調されています（Davis et al., 1998; Doak et al., 1996）。それらは，テキストの情報処理や理解について認知的観点から捉えたものです。したがって，次の原則も前述の一覧に加えて役立ちます。

1. テキストは長くなりすぎないように，紹介する新しいコンセプトは1つのテキスト内に1つだけにする。

2. 受動態ではなく能動態を用いる。
3. 主動詞は，テキストの終わりよりも始めに用いる。
4. できるだけ具体的でイメージしやすい事例を加える。
5. 関連のない，もしくは紛らわしい情報は削除する。

私たちは，オランダの健康教育教材の作成者に対して，これまで述べてきたガイドラインを適用してもらい，これらの原則がきわめて広範囲に適用できることを確信しました（Kools et al., 2004）。テキストを執筆，もしくは編集する際には，これらの原則をきちんと意識すれば，テキストはよりまとまったものになります。また，そのことが，結果的にわかりやすい健康教育の教材作成につながります。さらに，出版する前に，これらの原則について事前テストを行うことで，理解しづらい箇所をあらかじめ修正することができます（このことは，同時に，「理解しやすさ」を検証するという命題を私たちに突きつけてもいます）。

3.2.4 テキストの「まとまり」を検証する

先に述べた原則に照らし合わせれば，自身が作成したテキストの代名詞，長文，および説明を批判的に分析することができます。あなたの知識は，あなたがヘルスプロモーションの専門家であるために，読み手とは比較にならないほど豊富なはずです。あなたが，どれほど，読み手の経験値，知識量，および類推する力を把握していたとしても，読み手に実際に読んでもらわないかぎり，実のところ効果はわかりません。想定している読み手の誰かに，あなたのテキストを事前に読んでもらい，少しでも不明確であったり，読み返さなければならなかったり，理解できなかったりした箇所にすべて印をつけてもらえれば，それはきわめて価値のある情報になるでしょう。読み手との面談や話し合いを持たなくとも，上記の原則をそれぞれ指摘された箇所に当てはめていけば，かなりの部分が改善できるはずです。ごく少人数からのフィードバック，例えばそれが3人であっても，「問題のある」テキストの8割程度は改善できます。

もし，テキストの中で理解してもらえるか不安な箇所があったり，ある特定の段落が正しく理解されることが重要であるなら，読み手に対してその段落について質問をしたくなるかもしれません。そこで，試しに読んでくれた読み手に対して，理解できたか理解できなかったか（そのほうが「はい」または「いいえ」で応えられます）を尋ねてしまうと，読み手自身の疑問を引き出すことができません。疑問が生じたとしてもテキストに問題があるのではなく，読み手自身の読解力に問題があるのではないかと勘違いさせてしまいます。そうならないためにも，次のことが重要です。

　　　　　できるかぎり客観的な方法で資料をテストする。

これを実行するには，「この段落の主要なポイントは何だったでしょうか？」「○○にはどのような働きがあるのか，あなた自身の言葉で説明してください」「自分自身の言葉で，"何が言われてきたか"または"いかにXが働くか"について説明をしてください」などというように，内容に関する質問をすればよいのです。質問は具体的に行い，答え

が多岐に渡らないように配慮する必要があります。このように開かれた質問（はい，いいえで答えられない質問）に対する読み手の回答によって，読み手が誤解した部分，記憶しなかった部分，納得できなかった部分についての有益な洞察が得られます。事前テストについては，本章の後半と，さらにその後の章でもふれていきます。

3.3 グラフィックを理解する

　グラフィックは，ヘルスプロモーション資料の中で，様々な目的で使用されます。例えば，読み手の関心を惹きつける，回答，説明をし，指示を与える，数値の理解を助けるということがあります。ここでは，さらにグラフィックの2つの目的である「説明すること」と「指示すること」という，共に理解に関わることについて説明します。興味深いことに，もともと理解を助けるために用いられてきたグラフィックは，時にそれ以上の役割を果たすことがあります。グラフィックの1つであるグラフィック・オーガナイザー（視覚的情報整理）は，リーフレットの内容について読み手にマクロ構造的な洞察をさせることで，主要な点の理解を促進させてくれます。また，情報の連鎖を明確にし，読み手がテキスト内に情報を配置するのに役立ちます。さらに，アイコンや絵は，それらが示している情報の種類を理解しやすくすると同時に，資料自体を魅力的にし，読み手の「読む気」を高めさせます。以下では，これまであげてきた点や，様々な種類のグラフィックがどのように用いられているのかについて説明します。

3.3.1 グラフィック・オーガナイザー

　グラフィック・オーガナイザー（視覚的情報整理）は，テキスト内の概念の関連性を描写するものです。それは，教育設計（学習効果を上げるための方法論）の分野においてはテキストの理解を手助けするものとして知られています（Dee-Lucas & Larkin, 1995）が，ヘルスプロモーションの専門家の間ではまだあまり知られていません。グラフィック・オーガナイザーは，単純に文字のみで構成される「先行情報整理」を基礎とします。「先行情報整理」とは，後に続く専門的なテキストについて，どちらかといえば読み手が専門的な説明や指示を把握しやすいように，例やメタファーなどを用い，あらかじめ提示する簡潔で短いテキストのことさします。「先行情報整理」の役割は，後に続く難解なテキストの解釈を容易にすることです。読み手は，直前に提示された情報にそって考えることができるため，複雑な情報をより容易に理解できるようになります（このため，「先行」オーガナイザーと呼ばれるのです）。例えば，難解な「惑星間の引力」について説明する際，2つのボールをロープで結び，片方をぐるぐる回すと何が起こるか，といった説明が「先行情報整理」に当たります。このような説明をあらかじめ行っておくことで，読み手はその概念を理解しやすくなります。「グラフィック・オーガナイザー」も，同様の目的，つまり後に続く難解な情報について考えるもととなる案や方法を提示します。唯一の違いは，テキストのみによる描写ではなく「グラフィック」によって描写するという点です。私たちは「グラフィック・オーガナイザー」という言葉をあくまで図表という意味でのみ用いていますが，イラストや写真などを含める場合もあります。図3.2に，私たちのいうところの「グラフィック・オーガナイザー」

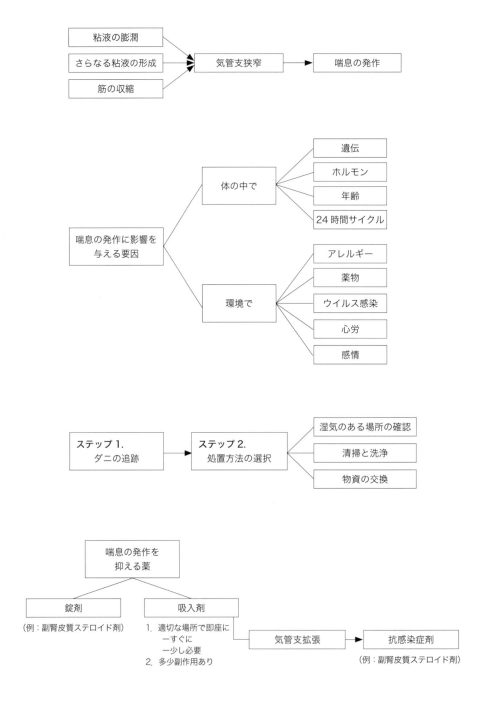

訳注:→は一部時間的なつながりを表しています。一方,単に概念のつながりには普通の線が使われています。図はそれぞれが引用する上記のページ冒頭で提示されています。

▲図 3.2　喘息用リーフレットにおける主要な課題を表す 4 つのグラフィック・オーガナイザーの例（オランダ語からの翻訳）

の例をいくつか示しました。

　この4つのグラフィック・オーガナイザーを見て，あなたは「もっと効果的なグラフィック・オーガナイザーにするにはどうすればよいだろうか？」という疑問が湧いてきたのではないでしょうか。いろいろなデザインが考えられると思いますが，とにかく重要なことは，そのオーガナイザーを用いてあなたが「何を」紹介，あるいは説明したいのかということです。

　ある研究によると，人は知識を階層的に心の中に取り込むとされています。階層的に取り込むというのは，上位と下位の概念をつなぐという主たる目的により，概念を多層構造（マルチレベル）で整理しているということです。つまり，階層的に概観すれば，例えば樹系図のように，読み手が記憶するのに情報を整理しやすくなるため，テキストをテーマ別の構造として理解することができます（Lorch et al., 1993）。概念を樹系図の形に整理して覚える学習法は，テキストそのものやネットワーク地図と比較して，最も効果的であるといわれています。

　私たちは，気管支喘息の子どもを持つ保護者向けのリーフレットの理解促進のため，上記で説明したことに沿って，グラフィック・オーガナイザーを作成しました（Kools et al., 2006a）。具体的には，リーフレット内にある4つの主なテーマに対応させる形で，4つのグラフィック・オーガナイザー（図3.2）を作成しました。オーガナイザーに描かれている内容には，テキストの中身と同様の情報と概念間の関係が記載されています。概念同士の上位－下位の関係性を整理することで，左から右へと結びついてゆき，自然に階層構造を形成しています（Wallace et al., 1988）。グラフィック・オーガナイザーは，表紙を除いて，最初のページに持ってきました。さらに，各ページの重要な概念は，太線や網掛けを施してオーガナイザー内で強調しています。つまり，オーガナイザーを用いることによって，テキスト内における重要な概念同士の関連性について説明する，または強調することに加えて，読み手が概念について気づき，情報を見つけやすくしています。

　この4つのグラフィック・オーガナイザーを掲載したパンフレットは，読み手のテキストの理解を促進させることができました。その効果は，ミクロレベルとマクロレベルの概念両方で認められました。パンフレットの読み手は，喘息についての包括的で詳細な情報を簡単に想起できただけでなく，喘息のプロセスや，今回得た知識を他の状況に活用する方法についても的確に説明することができました。このように，グラフィック・オーガナイザーは，細かな情報の記憶や理解の促進（ミクロレベル）だけではなく，テキスト全体の把握（マクロレベル）にも役立っています。その意味では，グラフィック・オーガナイザーには，読み手が記憶の中で学習内容を体系化するのに役立つ枠組みを提供する働きがあるといえます。

　最後に，グラフィック・オーガナイザーに関するガイドラインを提示します。

1. 読み手が健康教育の教材から得た知識を理解・利用する必要があるとき，ヘルスプロモーションの専門家は，グラフィック・オーガナイザーを用いてテキスト内の概念間の関係性を説明したほうがよい。
2. グラフィック・オーガナイザーは，概念間の関係性を階層的に示す。時間的

および因果的な関係は、原因から結果の方向を矢印で表す。
3. グラフィック・オーガナイザーで示す図表は、広範囲になりすぎないように配慮する。つまり、2レベル、多くても3レベル程度が望ましい。
4. 読み手が視覚情報と文字情報との関連づけを誤ってしまう可能性があるので、オーガナイザーをその内容を示しているテキストの近くに配置する。
5. 複数ページにまたがる内容を扱う場合は、グラフィック・オーガナイザーを最初のページに載せ、関連する概念は太線や網掛けで強調する。

3.3.2 イラスト

　ここまで、わかりやすい視覚的援助を用いることで、テキストの理解を促すことができることを説明してきました。グラフィック・オーガナイザーに加えて、簡単な絵（線画）を用いるだけでも、読み手が想定外のイメージを抱く危険性を避けることができます。教育設計の研究でも、画像の情報を用いることで、内容を読み手に対して視覚的に関連づけ、より深い理解につなげられることがわかっています。図3.1で表したモデルで説明したことと似ていますが、ワーキングメモリにおいて、視覚的表象は文字表象と頭の中で結びついています。内容が一致するテキストと絵を同時に提示すると、ワーキングメモリ内で、これら2種類の表象は結びつきやすくなります（Baddeley, 1986）。ワーキングメモリは、処理のための時間や容量に制限があるため、テキストとイラストを一度に提示することで同時に活性化する「空間的接近効果」を起こします（Moreno & Mayer, 1999）。「キャプション（説明文）」などもこの原理を利用しています。絵の内容で重要な箇所を説明するためのイラストにキャプションを加えることで、ワーキングメモリの同時処理を促すことができるのです。

　理解促進のためにイラストを用いる際には、次のことを考慮に入れておくとよいでしょう。

　まず、明確にしたい内容が「どのような種類の情報なのか」を押さえておくことです。イラストを加えることは、様々な種類のテキストに役立ちます。例えば、技術的または時間的な過程に、適切なイラストを用いることは非常に効果的です。身体機能、疾患の発症、薬の服用から作用までの過程を説明する場合、変化がない、あるいは安定した事象について説明する際には、線画を1つ描けば十分です。しかし、連続的な段階を経なければならないとき、複雑な過程を理解させなければいけないときには、イラストを配列して、テキストの内容を全体的に網羅する、また読み手が理解するために必要な時系列を誤解しないように提示する必要があります。

　次に、イラストを用いる価値は、「状況を描写しているテキストが方法なのか過程なのかをどれくらい明白にできるか」で決まります。テキストの内容が抽象的で想像しにくいものであればあるほどイラストを用いる価値は高まります。読み手自身が医師や医療の専門家でないかぎり、人体の細かな仕組みについては馴染みがなく、理解しにくいものです。このように、わかりにくいものを視覚化することで大いに理解の助けになります。技術に関する情報なのか、製品に関する情報なのか、手続きに関する情報なのかによっても、イラストを用いることの価値は変わってきます。

　認知人間工学の分野は、情報の有用性を理解し、改善することをテーマとしており、

このような本質的な明瞭性について,「アフォーダンス (affordances)」および「コンストレイント (constraints)」の概念を用いて論じています (Norman, 1988)。アフォーダンスとは,モノの用途についてユーザーに発信する特性です。つまり,モノの形,重さ,材質などから,そのモノがユーザーの特定の行動を行う機会を与え,また行動を引き起こさせたりします。例えば,表面から数センチだけ飛び出ている丸く滑らかな赤いボタンは,それを押すことを「アフォードしている(許している)」といえます。一方,コンストレイントとは,ユーザーの行動を制限するようなモノの特性を意味します。例として,ハサミは握り手にそれぞれ大きさの異なる2つの穴が開いていますが,これにより使い手は入れる指の本数が制限され,動かす方向まで指定されます。これらのコンストレイントによって,ユーザーはハサミの正しい使い方を認識できるわけです。つまり,デバイスの機能はもともとはっきりしており,最小限の説明しか必要ありません。このような状況下であれば,視覚情報にほとんど価値がありません。デザインには,もともとわかりやすさが備わっている場合とそうでない場合があります。それぞれについて,図3.3に例を示します。

　この2つの例は,喘息患者が使用する吸入器とピークフロー測定器の使用手順について書かれたものです。この2つの例では,イラスト内の「説明不要の部分(自明の部分)」がそれぞれ異なります。このイラストからわかるように,吸入器(またはスペーサー)はチューブの片側に大きな丸い吸入口がついており,それを口に入れることをアフォードしています。逆側には曲がった形のホルダーがあり,吸入器を接合できる箇所はここだけになっています。この形状によって,吸入器にポンプを取り付ける位置が制限(コンストレイント)されています。しかし,吸入器の中にはユーザーが理解しにくいバルブもあり,その使い方については頭をひねるかもしれません。その意味で,吸入器については一見して明白な使用手順ばかりとはいえません。

　ピークフロー測定器は,チューブの前方に丸い開口が1つだけあり,ユーザーがそこに口を入れることをアフォードしています。また,チューブに息を吹き込んだときにのみ動くポインター付きの目盛りもあり,そこに息を吹き込むことのアフォーダンスをさらに高めています。ピークフロー測定器の逆側の端は閉じられており,誤った方向から息を吹き込むことを制限(コンストレイント)されています。これにより間違うことはまずありません。器具自体からは把握できない唯一の情報は,使用時の姿勢についてです。

　とはいえ,日常生活において,ある程度行っている簡単な「動作」なので,まったく見当がつかないというものでもないと思われます。

　どちらの器具も,もともとの説明書にはイラストが使われていませんでした。そこで,古い説明書と新しい説明書を比べるために,イラストを入れることによって理解が促進されたのかどうかについての実験を行ってみました(Kools et al., 2006)。テキストの内容は,ユーザーが遵守すべき厳密な使用手順に関するものなので,イラスト使用は効果的であるとの仮説を立てました。さらに,両方の器具が持つ「説明不要の自明の部分(アフォーダンスとコンストレイント)」の観点から,吸入器の説明にイラストを用いるほうが,ピークフローの説明に用いるよりも,さらに効果が高いと予想しました。

　この実験では,参加者が使用する器具の種類(吸入器/ピークフロー)と説明書の種

吸入器の使い方

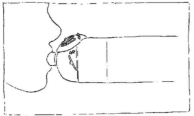

バルブ（ベンタイル）がきちんと動くか確認してください。吸入器の外から息を吹き込むことで確認できます。

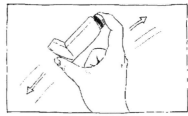

ポンプをよく振ってください。

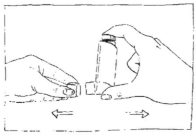

ポンプのフタを外してください。

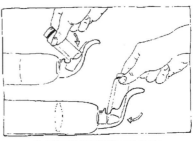

ポンプを吸入器に装着してください。

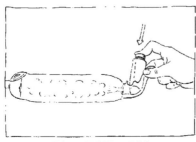

吸入器内に1回噴射してください。

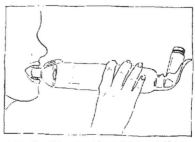

上下の歯の間にマウスピースを入れてください。それから、マウスピースを包むように唇を閉じてください。

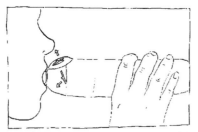

バルブが動くように、吸入器を通してゆっくりと息を吸って吐いてください。

そのまま5～10回呼吸を繰り返して終了です。

▲図3.3　シンプルなイラストによる吸入器の使用方法

ピークフロー測定器の使い方

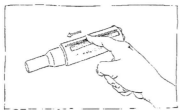

息を吹き込む前に，インディケータを目盛りの端に戻してください。できるだけマウスピースに近い位置にくるようにしてください。

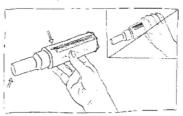

吹き込み口がきちんと開き，インディケータが自由に動くかどうかを確認してください。

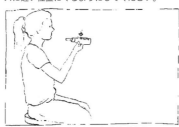

立つか，姿勢よく座り，直立姿勢を保ってください。息を吹き込むとき，目盛りが上に向くようにしてください。

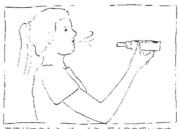

準備ができたら，ゆっくり，深く息を吸います。

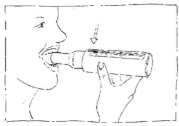

マウスピースを口にあて，舌の上に置きます。マウスピースを包むように歯と唇を閉じます。

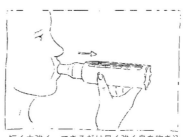

短く力強く，できるだけ早く強く息を吹き込んでください（ロウソクの火を吹き消すようなイメージで）。

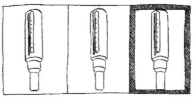

インディケータの示すところがピークフロー値です。

上述したやり方で合計3回行います。1回ごとに短い休憩（10秒ほど）を入れ，インディケータをもとの位置に戻します。

3回のうち最も高い値を採用します。この値を記録してください（3回の平均値を計算してしまわないよう注意してください！）。

▲図 3.3 （続き）

類（テキストのみ／テキスト＋イラスト）によって4グループに分けて実験を行いました。その後，参加者に説明書に書かれていた情報を想起させ，実際に器具を使用してもらいました。その結果，吸入器の使用に関しては，イラスト入りの説明書を読んだグループのほうが，テキストのみのグループよりも多くの情報や使用手順を想起できていました。イラスト入りグループは最初から正しい使用方法を遵守できており，手順がわからなくなることも少なく，より短い時間で操作し終えました。

　使用方法が比較的わかりやすいピークフロー測定器についても，吸入器ほどではないものの，イラスト使用の効果が十分認められました。イラストは，使用手順についての記憶を助け，参加者は器具を使用している間，より自信を持っていました。

　興味深いことに，吸入器を使用する参加者の観察から，文書のみの説明書を読んで吸入器を使用する場合の過ちの種類に重要な知見がありました。その過ちは，文書のみで吸入器を使用しているグループに特に顕著でした。文書の説明では，まず，バルブが正常に動作するかを確認するように指示されているのですが，参加者はどのバルブをさしているのかがわからずに混乱していました。チューブには蓋が開く所が2か所あったため，そこを押して開けようとする人もいました。また，多くの人がポンプをどの位置に，どのように装着すればよいのかわからない様子でした。参加者はマウスピースの所に入れてみたり，ポンプを誤った方向で本体の右側に入れたり，それどころか薬が入っている部分を開き，ポンプのすべてを入れたりしていました。ある者は，マウスピースのほうがはるかに小さいにもかかわらず，あろうことか，本体の逆の端を自分の口に入れていました。これらのミスは，イラスト入りの説明書を読んだグループでは見られませんでした。

　ピークフロー測定器での過ちについては，そのほとんどが説明の読み飛ばしによる動作の失念から生じていました。例えば，息を本体に吹き込む前にあらかじめ深く吸い込んでいなかったり，マウスピースに歯を当てていなかったり，目盛りに付いているポインターを最初の位置に戻していなかったりなどです。これらの結果から，イラストを加えることで読み手の誤解や思い違いを防ぐことができることがはっきりとわかりました。この喘息に関する最初の説明書（イラストがないほう）が，初心者に対して事前テストを行っていなかったことは明白です。もし初心者による意見があったら，制作者は説明書を再考したに違いありません。

　これらの内容についてはまた5章でもふれますが，ひとまずここでは以下に3つの役立つガイドラインを示します。

1. 実践に必要な手続きに関する情報は，簡素な線画とテキストを組み合わせたイラストがよい。視覚的なイメージが湧きにくい馴染みのない動作は，読み手に何をすべきか理解させるイラストが必要である。一般的には，複雑な情報を理解するには，線画の利用が役に立つ。
2. 表現される器具や資料を丁寧に分析すれば，どの部分に視覚的な援助やテキストの補足が必要であるかが見えてくる。
3. 説明後に初心者の動作を観察してテストすることは，修正が必要な課題を把握するためにきわめて重要である。

3.3.3 アイコン

5章でも述べますが，アイコンは内容の種類を見分けたり，強調したりするために用いられます。ただし，それと同時に，アイコンは混乱を招く恐れもあるので使用の際には注意が必要です。アイコンを使用することが難しいのは，他の種類の描画情報と違い，通常それ単独でテキストを「置き換える」機能を持つためです。読み手に文書の内容をその場で理解してもらわなければならない状況では，アイコンの使用は不適切です。図3.4は，健康的なダイエットに関するパンフレットでヘルスプロモーションの専門家によって使用されたアイコンです。

（アイコンなどの）絵による情報は，基本的にはモノの機能や使用目的を示しています。例えば，マイクロソフト社のワープロソフト「Word」内にあるプリンターの簡単な線画が描かれたボタンは，文書を印刷する機能を表しています。うまくデザインされた絵であれば，言語の障壁を超えて，一目見ただけでそのメッセージが伝わります。逆に，出来の悪いデザインだと何も伝わらないどころか，間違ったメッセージを伝えてしまうことさえあります（Wogalter, 1999）。

画像の理解に関する研究では，すぐに理解できる画像はあまり多くないと言われています。その理由は，デザインが拙く，意図がうまく伝えられていないためです（Sojourner & Wogalter, 1998）。読み手に理解させるためには画像に「具体性」を持たせることが不可欠です。「具体性」とは，その画像が対象，場所，人などをどのくらい的確に表現できているかということです。ヒックスら（Hicks et al., 2003）は，画像が具体的であれば，読み手はその概念あるいは目的を視覚化し，理解しやすくなると述べています。実社会で具体的なモノとしてそれとわかるような，簡単でかつ的確な画像であれば，読み手は文脈から一目でその意味を理解するはずです。

このことを念頭に置いて，図3.4に書かれたアイコンを見直してみましょう。数本の線で描かれた非常にシンプルなアイコンです。しかし，周りに描かれた2つの横向きの括弧（四角にも見えます）が何を意味しているのかがわかりません。ただ見た目をよくするためのものなのでしょうか，あるいは矢印に関連した何らかの機能を持つものなのでしょうか。また，矢印の他には「現実にあるモノ」が何も描かれていません。矢印自体は，あくまで抽象的な概念であり，様々な意味を持ちます。

この矢印アイコンについての理解度を検証した結果，実に65％の参加者が，関連情報のページへ誘導する合図として，このアイコンの意味について，文脈を見た後でさえ

このアイコンは，ページの左余白，冊子内の他のページの関連箇所に読み手を誘導する参考文献の隣に配置された（Kools et al., 2007）。

▲図3.4　健康的なダイエットに関する冊子
（四角形をさした矢印のアイコン）

▲図 3.5　喘息についての冊子で使用されている
　　　　2 種のアイコン

も理解できませんでした。そしてパンフレットを読んだ後，この実験の参加者は，この矢印アイコンの機能について，様々に誤った解釈をしていました。例えば，「次のページをめくるように促している」「この情報を強調している」「重要なポイントを示している」「箇条書きの行頭文字の一種だ」といった誤解です。なんと，矢印とすら認識していない人もいました。

　さて，ここで図 3.5 のアイコンをご覧ください。これは，喘息に関するリーフレットにおいて，全体を通して用いられているアイコンです。何を表しているかおわかりになりますか。左のアイコンは「しっかりと理解すべき情報」，右のアイコンは「保護者が行うべき行動」を示しています。

　この説明を読む前に，これらのアイコンの意味を理解できたでしょうか。おそらく無理だったのではないでしょうか。また，このパンフレットでは，右のアイコンには，「行うべきこと」という文字が一緒に表示されていました。このような文字で本質を端的に表す言葉を入れることで，わかりにくいアイコンであっても，その意味の理解を助けてくれます。このようなケースであれば，さらに画像を追加したところで，文字の内容がわかりやすくなる可能性は低く，かえって読み手を混乱させかねません。機能について注意を引きつける場合，文字よりもアイコンが好まれるかもしれません。また，具体的かつ簡素なものにアイコンを使う場合，アイコンはとても効果的でしょう。例えば，図 3.4 で示した矢印のアイコンを図 3.6 のように置き換えると非常にわかりやすくなります。

　このアイコンであれば，一目見ただけで「道標（signpost）」だと認識できます。私た

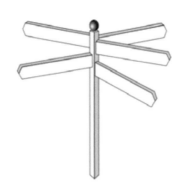

▲図 3.6　道標のアイコン（読み手が視覚化し，
　　　　理解しやすくする実社会で具体的
　　　　なものと一致する簡素な線画）

ちが行った実験の結果では，すべての参加者が，このアイコンが何を意味するかについて理解できていました（Kools et al., 2007）。

もう1つ付け加えておきたいことは，このアイコンであれば，万一，読み手に意味を誤解されたとしても，それほど重大なミスにはつながらないという点です。意味がわからなくても，ほとんど読み手は「何でここにあるんだ」と多少イライラする程度でしょう。しかし，時には，アイコンの意味を誤解することで非常に深刻な結果をもたらすこともあります。例えば，健康教育用のパンフレットに使われているアイコンや薬の服用についての禁忌を表すアイコンなどの場合です（5章も参照）。以下に，ヘルスプロモーションの資料でアイコンを使用する際の2つの重要なガイドラインを示します。

1. アイコンを用いて特定のテキストを具体化する際には，その機能と関連する描写をテキストとともに示す。本来の機能を何ら表さない曖昧なアイコンしか使えないときは，そもそもアイコン自体を用いない。代わりに，短い見出しや単語をできるだけ大きく目立つ色にして，読み手の注意を引くようにする。
2. 読み手にアイコンの機能が理解されるかどうかを確かめるために，開かれた質問を用いて理解度を評価する。誤解されると重大な結果につながる場合には，少なくとも85％以上の読み手が正確に理解できるようにする。誤解されても重大な結果につながらないのであれば，67％程度の読み手に理解してもらえればよい。

3.4 　検証することがきわめて重要

これまで紹介してきた研究のすべてに共通していることは，資料の理解度を検証するために客観的な方法を用いている点です。作成した資料にグラフィック・オーガナイザー，アイコン，イラスト，また他の特徴があるか否かにかかわらず，直接質問する以外にも読み手の理解度を測る方法はあります。読み手に直接質問すると，読み手は作り手に遠慮しておもねった回答をしようとします。そのために，直接の質問はあまり良い方法とはいえません。また，読み手が，理解できないことを認めたがらなかったり，「読んでいるときにはそれなりに理解できたんだけど……」と言い出す可能性もあります。このような，いわゆる「知の幻想」は，これまでの研究でもよく報告されています（Glenberg et al., 1982）。そのため，読み手に資料の意味を自分の言葉で説明してもらう，もしくは資料の内容を実際に行ってもらう（器具を正しく使用してもらう）という客観的な方法を用いることをおすすめします。それにより，読み手が理解しているかどうかをより深く把握することができます。私たちが行ったグラフィック・オーガナイザーに関する研究でも，次のことがはっきりとわかっています。グラフィック・オーガナイザーが入っていようがいまいが，簡単な質問を行うとテキストの理解度に差は見られませんが，器具の正しい使用法のように客観的な質問をすると明らかに理解度に差が表れます。客観的な方法で評価を行うのであれば，想定する集団の中から数名を抽出して検証するだけでも十分に価値があります。

3.5　結　論

本章では，資料作りに含まれる多くの特徴について論じてきました。

1. 読む心構えが必要な資料の特徴：全体レベルと部分レベル（もしくは，マクロレベルとミクロレベル）
2. 資料内の抽象的概念同士の関係性をグラフィックに統合してまとめるグラフィック・オーガナイザー
3. 資料の異なる種類を見分けて強調するアイコン
4. 主な特徴や関係を示すために資料の情報を視覚的に説明するイラスト

これらの特徴は，健康について通知したり，予防や治療のための行動について書かれた資料をわかりやすくして，読み手の理解を助けます。また，リーフレットやパンフレットがより魅力的なものになることで，読み手の動機づけも高められます。さらに，グラフィック・オーガナイザーやアイコンは，うまく使えば，読み手が欲しい情報を見つけやすくする効果もあるので，情報検索が楽になり，資料が使いやすくなります。

いずれの特徴もその機能は1つだけではありません。制作者から見れば1つの目的しか映らなくとも，読み手はその解釈や使い方を見いだすものです。例えば，もともとは読み手に資料の概観や情報の場所を伝える目的で使用されていた「色分け」などのデザイン要素が，最終的には読み手の分類イメージを生じさせたり，別の情報の理解を促進させたりします。このように，4章で紹介するヘルスプロモーション資料の「ユーザビリティ（使いやすさ）」に関するデザインも，情報を明確にし，理解されやすくします。制作者は，「予期せぬ副産物」についても留意しておくべきです。

デザインの特徴が複数の反応を生み出すならば，厳密な評価と発行前に行うユーザへの事前テストが欠かせません。通常，デザインの機能は，特定の狙いを持って用いられています。しかし，それが多すぎたり，不適切だったりすると，グラフィックの「大混乱」が起きてしまい，逆に読み手の情報探索や理解を妨げる結果を招きかねません。より具体的で見やすいメッセージのほうが読み手の心に残ります。完成したと思っていても，まだ改善の余地はあるはずです。しっかりと検討を重ねてください。

図3.7は，非常に専門的な情報を含んで図3.1を改善した例です。グラフィック・オーガナイザー，イラスト，そしてもし色付けを上手に組み合わせるならば，メッセージはよりわかりやすく記憶に残るものになります。

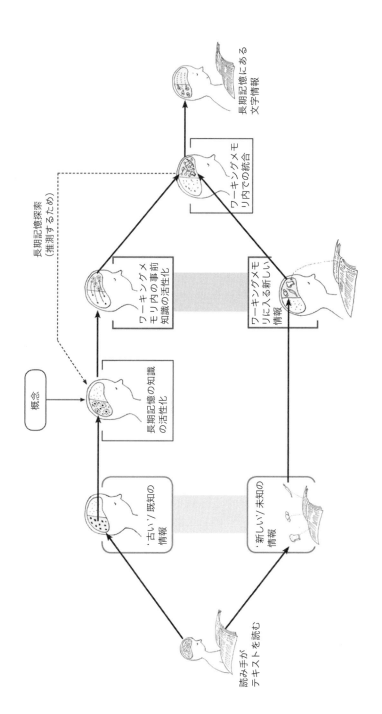

▲図3.7 図3.1の修正版（カラー口絵を参照）

どのようにイラストを利用し、抽象的なものを心理的にわかりやすく、覚えやすく説明するかに注意してください。色付けは、どのグラフィックの要素が重要か、グラフィックで示されたもし異なる枠で囲まれた段階のそれぞれの組み合わせを示しています。

1章
導入

2章
テキストを
読みやすく
設計する

3章
理解しやすい
資料を作る

4章
使いやすい
資料を作る

5章
グラフィックを
効果的に
使用する

6章
ヘルス
プロモーション
資料のために
根拠に基づく
内容を開発する

7章
変容メカニズムを
行動変容技法に
マッピングする

8章
人々を脅して
やらせる？
再考！

9章
メッセージ・
フレーミング

10章
ヘルス
プロモーション・
メッセージの
コンピュータ・
テイラリング

11章
結論と推奨

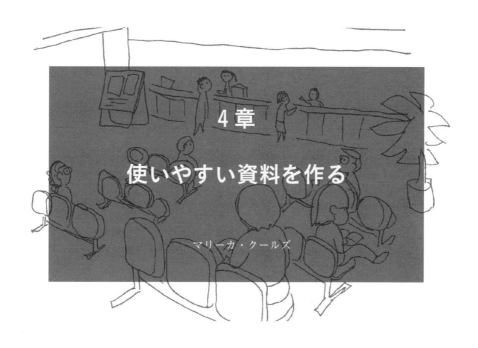

4章
使いやすい資料を作る

マリーカ・クールズ

　前章では，メッセージを理解しやすくするためにどのようにデザインしたらよいのかが述べられていました．本章では続いて，ヘルスプロモーション資料のユーザビリティ（使いやすさ）について考えます．現在のように情報過多な社会では，人々は文書を「読む人」というよりも文書に「目を通す人」となってしまっています．実際に，ヘルスプロモーションに関する資料が最初から最後まで読まれることはほとんどありません．通常，読み手は，内容にざっと目を通し，興味のあるところだけを拾い読みします．幸運ならば，読み手が「役に立ちそう」と判断し，その本を読み込んだり，そのウェブページを再度閲覧したりします．したがって，ヘルスプロモーションのテキストは，いかに読み手の関心や注意を引きつけ，特定の情報を探せるようにするかがより重要となります．このことは，健康トピックに関わる様々な対象をカバーする広範な公衆衛生ヘルスプロモーションのパンフレットやウェブサイトにとってきわめて重要です．しかも，読者は読む時期が異なっています．同様に，行動変容や疾病予防に役立つパンフレットやウェブサイトでは，選択的な読み方をサポートするのはもちろんのこと，読み手の注意を誘導する手助けをしなくてはなりません．

　したがって，ヘルスプロモーション資料がどのように利用されているのかを知ることが，効果的な資料作成につながります．より具体的にいうと，読み手は，内容の印象を掴（つか）むために，また疑問に対する特定の答えを見つけようと目を通します．その際に，調べやすいデザインであれば検索の役に立つだけでなく，作り手が伝えたい重要なメッセージもしっかりと伝わることになります．人が目を通す動作に適合するように資料をデザインすることは，読み手の探索だけでなく，ヘルスプロモーターが伝えたい重要なメッセージを目立たせます．

> **学習の成果**
>
> 本章を読み終えた後，あなたは次のことができるようになります。
>
> 1. ユーザビリティ（使いやすさ）の観点から，ヘルスプロモーション資料を分析することができる。
> 2. ユーザーが使いやすいヘルスプロモーション資料をデザインすることができる。
> 3. 資料のユーザビリティを検証し，改善点を見つけることができる。

4.1 ユーザビリティ（使いやすさ）

　認知心理学において，「ユーザビリティ」という用語は，パンフレット，ウェブサイト，リーフレットのような情報媒体のデザインについても用いられます。ユーザビリティとは，「ユーザーが有効的，かつ効率的に満足度を持って製品を使用できる程度」と定義されています。まず，「有効的」とは，それを用いることでユーザーが特定の目標に到達できる程度を意味します。次に，「効率的」とは，ユーザーの費やす時間や努力次第で，だいたい効率よく目標が達成できるということです。続いて，「満足度」とは，ユーザーが感じる使いやすさ，つまり使い方を覚えるのがどのくらい簡単かという主観的な認知になります。文書に当てはめて考えてみると，読み手が難なく，最小ページ数で（効率的），欲しい情報を見つけ出せ（有効的），その内容，使い方，デザインなどを気に入れば（満足度），その文書は「ユーザビリティ」が高いということになります。その他にもパンフレット制作のデザインに関わる効果を計る手段として，ラーナビリティ，すなわち内容や使用法の学びやすさがあります。そこで，伝えたい内容を考えることに加えて，①読み手は何を知りたがっているのか，②読み手はどのようにして資料の中からその情報を探そうとしているのか，を知る必要があります。想定する読み手が，あなたが作成した資料の試作品に対して，どのような反応を示すのかを調べることによって資料の内容を改善することができます。

　資料の典型的な利用法に関する研究は，いかに読み手に資料を合わせるか，またそうすることで，いかに資料がより使いやすくなるのかについて，多くの示唆を与えてくれます。例えば，読み手が探している特定の情報を簡単に探せるように，パンフレットやリーフレットの中で，どのように読み手の注意を引きつければよいのかについて検証しています。本章では，それらのことについてもふれていきます。また，これから紹介するいくつかのユーザビリティの基準は，あなたが高い（より高い）ユーザビリティをデザインしたり，初期のデザインを改善するのに役立ちます。以下では，良いデザインと悪いデザインの両方の例を示しながら，資料制作デザインのユーザビリティを検証するための簡単な方法を紹介します。

4.2　注意の過程：トップダウンとボトムアップ

　資料作成を検討する際，その目的を明確にし，それをもとに，伝えたい具体的な内容を選定します。内容を洗練するためのアドバイスは 6 〜 10 章で紹介します。ここでは，思考の情報処理に影響を及ぼす 2 つの読み方，トップダウン（読み手主導）とボトムアップ（テキスト主導）を考慮して，どのように資料が読まれるかについて考えていきましょう。図 4.1 は，トップダウンとボトムアップの影響を図解したものです。

　トップダウンは，読み手の特徴が影響を及ぼすすべての過程（理解および検索）をさします。ここでいう特徴とは，読み手におけるこれまでの経験や知識，精神的能力だけではなく，パンフレットを開いたり，ウェブサイトを見たりする目的も含まれます。異なる知識や目的は，異なる期待とともに異なる読み方や検索方法を引き出します。端的に言えば，健康に関連してある程度事前の知識を有する読み手は，パンフレットの中で特定の情報を探したいと思っているかもしれません。例えば，自分の食事があまり健康的ではないと考えており，どのような食事を摂ればよいのかを知りたい読み手は，いろいろな食品のカロリーについての解説に興味を持っています。一方，高脂質食材に関する特定の問題についてすでに知識がある読み手は，そのような食品の購買傾向に歯止めをかけるべく，実践的な問題の解決策について調べたいと思います。この場合だと，例えば，スーパーマーケットで買い物をする際に，脂肪分の多い食品を健康的な食品に置き換えるための良い方法がないかを検索するのではないでしょうか。

　このトップダウンのプロセスが文書情報処理にどのような影響を与えるのかは，パンフレットのテーマに関して，また一般的にヘルスプロモーションのパンフレットについて，読み手がこれまでどのような経験を積んできたかによって決まります。事前の知識があれば，読み手は，まだ読んだことのない資料であったとしても，どのような情報が得られそうか，ある程度の予測を立てることができます。このことは，読み手が知りたい情報はどこにあるのかを探し当てる際の助けにもなります。例えば，読み手はトップページの目次や本文の見出しを見て，書いてある内容についてある程度の予想をします。そのような目次や見出しのデザインは，文書の構造や，読み手がパンフレットにざっと

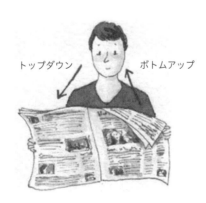

▲図 4.1　読み手のトップダウン特徴は，読まれている資料のボトムアップ特徴と相互作用する

内容

始める前に……………………………………………………………………………… 3
ガイドの道標……………………………………………………………………………… 4

食品の脂肪
  脂肪チェック：どれくらい脂肪を摂取していますか？…………………………… 6
    脂肪のガイドライン ………………………………… 8
    エネルギーは必要ですか？ ………………………… 9
    飽和脂肪と不飽和脂肪 ……………………………… 9
    コレステロール ……………………………………… 9
  どうして脂肪を減らすのですか？……………………………………………………… 10
    脂肪と心臓病と発作 ………………………………… 10
    脂肪と癌 ……………………………………………… 10
  脂肪の知識チェック…………………………………………………………………… 11
  段階的な低脂肪の食事………………………………………………………………… 13
    ミルクと乳製品 ……………………………………… 13
    バター ………………………………………………… 14
    チーズと甘いもの …………………………………… 14
    肉製品 ………………………………………………… 14
    肉／チーズの温かい食事 …………………………… 14
    肉汁とソース ………………………………………… 15
    軽食 …………………………………………………… 15
  何を入れますか？……………………………………………………………………… 16

フルーツと野菜
  フルーツと野菜チェック：どれくらい食べていますか？…………………………… 18
  どうしてフルーツと野菜をより摂らなければならないのですか？……………… 20
    フルーツ＆野菜と癌 ………………………………… 20
    フルーツ＆野菜と心臓病と発作 …………………… 20
    除草剤 ………………………………………………… 20
    ビタミン剤 …………………………………………… 20
  段階的な野菜の摂取…………………………………………………………………… 22
  野菜を食べるコツ……………………………………………………………………… 22
    缶詰め，瓶詰め，冷凍食品の野菜 ………………… 22
    肥料と保存料 ………………………………………… 22
  段階的なフルーツの摂取……………………………………………………………… 23
  フルーツを食べるコツ………………………………………………………………… 23

継続するために
  そして今継続しましょう……………………………………………………………… 25
  食べ合わせ……………………………………………………………………………… 25
    独りで食事を準備するとき ………………………… 25
    独りで料理をするとき ……………………………… 25
  食欲を起こすために…………………………………………………………………… 26
  仕事で…………………………………………………………………………………… 26
  レストランに行く……………………………………………………………………… 26
  パーティや誕生日のとき……………………………………………………………… 27
  しばらくして…………………………………………………………………………… 27
  毎日のメニュー………………………………………………………………………… 28
  レシピ…………………………………………………………………………………… 29
    タラとポテト＆フレンチ豆添え …………………… 29
    豆料理（4人前）…………………………………… 30
    野菜パスタ（4人前）……………………………… 31

▲図 4.2　目次：3つのパートに分けてデザインされており，それぞれの内容は順序立てて並べられています。左右の間隔やインデント（他の行より下げる）と文字サイズの2つの方法で，見出しレベルを視覚的に区別しているところに注目してください。

目を通しただけで把握できる全体像を決定します（Hartley, 2004の第1章を参照）。

この後者の例は，「ボトムアップ」の過程をさしています。つまり，デザインの要素が読み手に影響を与えることを示しています。ページ上で，またパンフレットを通して種類が異なる情報を視覚的に識別することは，読み手が受け取る断片的テキストについての関係性に影響を与えます。例えば，同じくらい重要な見出しや，互いに関連する内容の文書は，同色で同じサイズにしておけば，読み手はそれが自然と同じように重要で，類似しているものであると認識しやすくなります。

トップダウンの過程は，ボトムアップの過程と相互に作用し，お互いに効果を高めたり打ち消し合ったりします。例えば，読み手がウェブ上のリンクを使ったことがあれば，画面上の下線が引かれている文字をクリックするように促されているように感じるでしょう。ウェブサイトやパンフレットのデザインが，読み手の事前知識からくる期待を満たすならば，知りたい情報を見つけることはより簡単になります。読み手は情報検索に役立つ機能を求めているため，「新しい」資料にそれらの機能があれば，制作者が意図したとおりに読み手の注意を導くことができます。しかし，斬新すぎるデザインだと，読み手の予測を裏切ることになってしまい，最適以下の情報処理という結果となり，逆に読み手を困惑させてしまう可能性もあります（5章を参照）。

> あまり馴染みのないデザイン・フォーマットを採用するのであれば，どのように使うのかをあらかじめ知らせ，情報の構造がはっきりわかるように工夫しなくてはいけない。また，制作者が望むとおりに，読み手が資料を理解できているかどうか，また読み手が迷っていないのかを確認しなくてはいけない。

2章と3章でも言及したように，文書の内容や課題の順序を一覧にして示せば，読み手が欲しい情報を見つけやすくなります。ユーザビリティの観点から言えば，有効的なパンフレットとは，情報を検索する際に内容の構造がすぐに理解できる資料です。制作者は読み手に特定のメッセージを記憶してもらいたいのであれば，目次，見出し，索引のような「検索の手がかり」を用いて，これらの箇所を目立たせればよいのです。そうすれば，そのメッセージが，読み手の目に入りやすくなります（Yussen, 1993）。また，主要項目と小項目（すなわち，見出しのレベル順）の順番で標題をつけた明確な目次にすれば，知りたい情報を検索する際の効率を上げることができます。図4.2では，そのような目次を示しています。

4.3　ユーザビリティを高めるデザイン

上述したように，読み手のトップダウン過程とボトムアップ過程をうまく組み合わせることで，ヘルスプロモーション資料におけるユーザビリティを高めることができます。また，3章でも説明しましたが，読み手について知ることは非常に重要です。そこでイメージしてみてください。想定している読み手はどのような人たちでしょうか。その人たちは，この手のタイプの資料の使い方についてどのようなことを知っているでしょう

か。また，どのような疑問を持つでしょうか。さらに，それらの疑問の答えを探すために，どのようなことをしそうですか。読み手の事前知識，期待，心理過程の癖を把握しておくことは，読み手が知りたい情報を検索する際に役立つデザイン要素が何であるかがわかると同時に，最も目立たせて強調すべきメッセージが何であるかを決めるのに役立ちます。

ユーザビリティを専門とする研究者たちは，8つのユーザビリティ基準を定義しています（Lin et al., 1997）。この基準の中には，「有効性」「効率性」「満足度」および「学びやすさ」が含まれています。彼らの研究はウェブサイトに焦点を当てていましたが，これらの基準は紙媒体の資料にも適用することができます。特に，読み手が誘導を必要とするような複数にわたるページを含む資料の場合には有効です。このユーザビリティの基準は，デザイン過程の最終段階で資料の試作品を検証するためのガイドラインとしても使えます。

つまり，パンフレットやウェブサイトのデザインは以下の基準を満たすことで，さらに有用なものとなります。

1. 刺激と反応の適合性が高い。
2. 内的にも外的にも一貫している。
3. 様々なユーザーのニーズや希望に合わせる柔軟性がある。
4. 学習しやすい。
5. 最小限の動作で済む。
6. ワーキングメモリと長期記憶への負荷が最小限で済む。
7. 人間の知覚的体制化の限界に配慮している。
8. ユーザーが利用できるガイダンスの仕組みがある。

それぞれの基準について説明し，印刷物およびウェブサイトのデザインの研究に基づきながら，「準拠している例」および「準拠していない例」の両方を示します。ウェブサイトのデザインについて，さらに学びたいときは『Research Based Web Design and Usability Guidelines』（Leavitt & Schneiderman, 2006）を一読することをおすすめします。

詳細に入る前に，以下の3点について留意してください。

1. ウェブサイトの場合，ユーザーに読みにくいと判断されれば，ワンクリックですぐにページを閉じられてしまうために，特にこれらの原則が重要になります。
2. 以下に紹介する「コツ」の中には，複数のメリットを含んでいるものがあります。それゆえ，複数の基準にまたがって関連することになりますが，それぞれのコツは一番強く関連している基準のところで一度だけ言及しています。
3. 便利なデザインでは，必ずしも以下に紹介するすべての例をパンフレットやウェブサイトの中に適用するということではありません。それぞれの特徴が，対象とする読み手に対してはもちろんのこと，パンフレットやウェブサイトの全体的な内容において，効果を発揮するのかを評価することが必要です。

人々が特定の情報を検索する際には，パンフレットやウェブサイトのユーザビリティが重要になります。先ほど述べてきた8つのユーザビリティ基準を適用することで，読み手はデザインを理解し，情報を早く見つけ出し，資料に対して好印象を持つはずです。以下では，これらの基準について詳細に説明していきます。

4.3.1 刺激と反応の適合性

刺激と反応の適合性とは，刺激とユーザーの反応の間に概念的かつ物理的な対応関係があることを意味します。ボタンはそれを押すことをアフォードして（許して）いますし，そのボタンが周囲から突起しているものであればなおさらです。この例の場合，刺激（ボタン）と反応（ボタンを押すこと）が物理的に対応しているといえます。マウスでクリックできるウェブサイト上のボタンのアイコンは，現実の中での刺激と反応の物理的対応関係を概念的に置き換えたものです。つまり，現実と同等の「使いなさい」を文字通りに模した文書やウェブサイトのグラフィック要素は，刺激と反応を概念的に適合させているがゆえに，ユーザーの行動を誘発することができるのです。ただし，間違った方法で使用してしまうと，かえってユーザビリティを損ねてしまうケースもあるので注意してください。例えば，画面上で下線が引かれた単語は，概念的には「リンクを張っている」とみなされ，その単語をクリックすると関連ページに飛ぶと認識されます。よって，ウェブ上でリンクを張っていないにもかかわらず，単語にアンダーラインを引いていると，関連ページに飛ぶものと読み手を困惑させてしまうことになりかねません。

それでは，どのようなことは役に立ち（するべきこと），どのようなことは役に立たない（してはいけない）のでしょうか。いくつかの例を以下に紹介します。

◎ するべきこと

▶パンフレットでは
- 読み手に相互に関連付けてもらいたいテキストについて，「矢印」を使って示しましょう。
- ページの外にツメ見出し（訳注：p.60，図4.3（b）の③参照）をつけましょう。これにより，読み手はツメ見出しを目印に情報を探すことができます。

▶ウェブサイトでは
- 文字またはアイコンや画像に下線と青色を使い，ユーザーがクリックして関連情報にリンクできるようにしましょう。

✕ してはいけないこと

▶パンフレットでは
- ツメ見出しがつけられているページの上にツメ見出しに属する文章を置くこと。通常，読み手は，ツメ見出しをつまんでページをめくるので，ツメ見出しがついているページ以降に，ツメ見出しの内容があると思っています。

▶ウェブサイトでは
- クリックできないアイテムには，クリックできると思わせるような特徴を持たせ

> ないこと。他にクリックできる手がかりが含まれていないときでさえ，黒丸印や矢印はクリックできると思わせるかもしれません。

4.3.2 　内的および外的一貫性

　通常，私たちは，それぞれのページのレイアウトは他のページのレイアウトと同じであるべきと思い，同様に他のヘルスプロモーションのパンフレットもウェブサイトのものも合わせるべきと考えています。つまり，読み手がパンフレットを開いたり，ウェブサイトを見たりするときに，読み手にさせる特定の予測はもちろんのこと，パンフレットとウェブサイトに関する過去の経験をもとに，読み手が持つ一般的な予測に合わせて，パンフレットやウェブサイトのレイアウトを行うべきであるということです。例えば，読み手は，類似した見出しは類似したレベルをさしているのと同様に，最初のページにパンフレットの内容の外観について全体のあらましがあると期待します。また，ウェブサイトであれば，ユーザーは同様に，すべての上層ページや下層ページに誘導してくれるホームページを期待することでしょう。したがって，デザインの中で選んだものは一貫させ，全体を通して隈なく統一するようにしましょう。

> ◎ **するべきこと**
>
> ▶**パンフレットでは**
> - 文書のレベルごとに，文字サイズや間隔と同様に色でも視覚的に同じ見出しをつけて識別できるようにしましょう。
> - パンフレット全体を通して，同じページレイアウトを使用しましょう。そうすることで読み手は，各ページをどのように読めばよいか，ページごとに考えなくてすみます。
> - 太字を使ったり，余白を作ったりすることで，重要なメッセージを目立たせるのであれば，目立たせたいメッセージについては，すべて同じようにしましょう。
>
> ▶**ウェブサイトでは**
> - ナビゲーションバーを，すべてのページの上側，もしくは左側に繰り返し表示しましょう。
> - 各ページに検索条件を設置しましょう。
> - ウェブサイトの色味を統一しましょう。できればあなたのブランドカラーにして，読み手がわかるようにしましょう。
>
> ✕ **してはいけないこと**
>
> ▶**パンフレットでは**
> - 各ページを芸術的に仕上げること。これはグラフィックデザイナーの夢かもしれませんが，一般的に，芸術的な目新しさは，読み手にとって二の次，三の次のことで，中身のないグラフィックによって気を散らされた読み手は苛立ちを覚えます。

▶ **ウェブサイトでは**
- ウェブサイトを通して，ページごとにナビゲーションバーの位置を変えます。

4.3.3 柔軟性

柔軟性とは，ユーザーのニーズに合わせてインターフェイス（二者間の接点）を適応できることです。ユーザーは，スキルレベルごとにニーズが異なり，スキルレベルが変わればニーズも変わります。

紙媒体資料のインターフェイスは，ページをめくる以外ないので，どちらかといえば，この基準はウェブサイトに向けたものです。ただし，いろいろな情報が掲載されているパンフレットについていえば，目次のページに毎回戻らずに，テーマからテーマへと自然に読み進めることができる形であれば，それは柔軟性が高いパンフレットといえるでしょう。

◎ **するべきこと**

▶ **パンフレットでは**
- 主要なテーマをページ番号付きでまとめて載せましょう。できれば，「あなたが読みたいテーマは？」と一言添えておきましょう。
- 文章の内容を的確に表した見出しをたくさん使いましょう。読み手が視覚を頼りにテーマからテーマに移れます。
- 前のテーマに戻ったり，次のテーマへ進んだりするとき，各節への移行を手助けするツメ見出しをつけましょう。

▶ **ウェブサイトでは**
- ユーザーが画面上のウィンドウの属性（例えば，文字やウィンドウサイズ，前景や背景の色など）を作り替えることができるようにしましょう。
- ユーザーが「上級者」ばかりだとしても，重要なリンクがそれぞれのページに張られているかを確認しましょう。
- ウェブサイトのリンクは，たとえ同じページであっても，いろいろな場所に何度も張りましょう。これにより，ユーザーが見逃すことを防ぎ，必ず目にすることができます。
- いろいろな方法で情報を提供しましょう。例えば，あなたのウェブサイトにいろいろな閲覧者がいるのであれば，「一般の人向け」「実践者向け」「研究者向け」と別々のページを用意しましょう。こうすることで，読み手のニーズに応じて専門性のレベルを変えながら説明することができます。

✗ **してはいけないこと**

▶ **パンフレットでは**
- 見出しによって資料を細分化しすぎること。見出しを使用する際には，細分化とまとまりのバランスが重要です。

> ▶ウェブサイトでは
> - ホームページ上にリンクを一度しか張らなかったり，他のページに移動できないところに張ること。ユーザーがクリックして他のページに飛んでしまったら，二度とそのページに戻ることができなくなってしまいます。

4.3.4　ラーナビリティ（学びやすさ）

　良いデザインは，学びやすいものです。明確で体系立てられたレイアウトやインターフェイスは学習を促進させます。学びやすいデザインかどうかは，読み手に「なるほど」と思わせられるかどうかです。言い換えれば，あなたが選択したデザインは，読み手の視点から見てロジカルなものになっているでしょうか。読み手の予測通りの順番で情報が提示されると，資料の理解や学習が促進されるということを忘れないでください。典型的な論理展開は，まず基本的な説明を行い，次に問題を提起して，最後にその解決策を論じるという構造です。この構造を踏襲するほうが，理解とラーナビリティを促進させることができます。また，3章，6章，および7章における資料の理解に関するアドバイスも，資料内容のラーナビリティを高めるのに役立ちますので参照ください。

> ◎ **するべきこと**
>
> ▶パンフレットでは
> - 資料全体を通して，「原因から結果」，または「説明−問題提起−解決」の構造を適用し，テーマを論理的な順番で配置しましょう。
> - 段落の内容を的確に表した見出しを使い，テーマの違いをはっきり伝えましょう。
> - 注意を引く仕掛けをむやみに使わず，強く関連しているときだけ使いましょう。
>
> ▶ウェブサイトでは
> - メニューオプションは，機能性，予想される使用頻度，アルファベット順などに従って配置しましょう。
> - デザインと同様，ナビゲーションツールの配置場所についても一貫させましょう。
> - メニューオプションのグループ化と配置を論理的に行いましょう。
> - コマンドの名称は，意味がわかるものにしましょう。

> ✕ **してはいけないこと**
>
> ▶パンフレットでは
> - 魅力的だが，文章の内容が予想できない見出しを使うこと。
>
> ▶ウェブサイトでは
> - 画面上で動き続けるような動的な要素を用いること。読み手の注意がウェブページの内容から逸れてしまいます。

4.3.5　最小限の動作

　ユーザビリティに関する 5 つ目の基準は，ユーザーが最小限の動作で課題を達成できるようにすることです。つまり，ユーザーが特定の情報を調べるときに，ページをめくり，目を通すこと，またはクリックやスクロールして，目を通すことを最小限の回数で行えるようにしましょう。

◎ するべきこと

▶ パンフレットでは

- 読み手が，1 回ページをめくるだけで，探している箇所にたどり着けるかどうかを確認しましょう。そのためには，ページ内容を整理し，わかりやすく体系立った見出しをつけることが重要です。

▶ ウェブサイトでは

- ウェブサイトは「3 層構造」までにしましょう。情報を得るために必要なクリック回数が多くなるほど，読み手が情報を得るチャンスは少なくなります。メニュー選択の段階を減らす方法を考えましょう。
- 最も重要なメッセージは，ウェブサイトのトップページ（1 層目）かワンクリックでたどり着けるページ（2 層目）に載せましょう。
- カーソルを動かす回数が最小限になっているか確認をしましょう。
- 本文の長さを制限しましょう。これにより，スクロールする必要がなくなります。トップページへのリンクをすべてのページの同じ位置に張るようにしましょう。
- 文章を読むために下にスクロールさせる場合は，そのページの最下部にも「ホーム」ボタンや「戻る」ボタンを設けましょう。

✕ してはいけないこと

▶ ウェブサイトでは

- スクロールしないと見られない位置にリンクやボタンを張ること。わざわざユーザーにスクロールをさせるべきではありません。

4.3.6　ワーキングメモリと長期記憶の負荷を最小限にする

　ユーザーは，資料の使い方について，記憶したり，学習したりすることが少ない（簡単な）ほど早く習得するでしょう。そのため，ナビゲーションやリンクをわかりやすくして，ユーザーのためにできるだけパンフレットやウェブサイトの使い方を学びやすくしましょう。

◎ するべきこと

▶ パンフレットでは

- 読み手に，疑問，感想，意見を持ってもらいたい箇所の近くに，そのきっかけを生むようなテキストを配置しましょう。
- 略語や頭字語は最小限にしましょう。

- アイコンに言葉を補足して，その機能の内容を伝えましょう。

▶ウェブサイトでは
- ガイダンスやヘルプをいつでも利用できるようにしましょう。
- 階層的に選択できるメニューを用意しましょう。
- 選択したリンク先を目立たせましょう。
- 「ブレッドクラムリスト（ユーザーの閲覧履歴に基づき，いまサイト内のどこに位置しているかを一覧できるツリー状のリスト）」を設けましょう。
- リンクやボタンは，端的な言葉で表しましょう。
- 入力するデータが長い場合は分割させましょう（例えば，電話番号の入力など）。

4.3.7　人間の知覚的体制化の限界

　「知覚的体制化（perceptual organisation）」とは，資料内の別々の要素間の関係性を理解する方法をさします。例えば，「ゲシュタルト」法則では，ディスプレイ上に分散した要素が，どのようにグループとして，またはまとまりとして知覚されるかを説明しています。ゲシュタルト法則のテキストへの適用を理解するために，図4.2を別の観点から見てみましょう。この目次は，ゲシュタルト法則のうちの「先行」「対称性」「閉合」（詳しくは，Winn, 1994参照）という知覚的グループ化の一般原理に基づいてデザインされています。同じ文書レベルの見出しは，空間配置とインデント（他の行より下げる）によって，視覚的に明確に分類されており，読みたい内容のページを簡単に検索することができます。目次の3つの文書レベルは文字を変えることで表現されています。ここでは，少なくとも2つの方法が同時に施されており，パンフレットの構造を際立たせ，認識しやすくしています。例えば，目次の3つの主要な節の表題は，大きなサイズの太字で強調され，普通サイズの他の小見出しとは明確に区別されています。また，主要なセクションが3つあることを強調するために，空白の行を入れることで，3つの文書が「まとまり」として区切られています。見出しからページ番号へとつながっている点線も「まとまり」として知覚する助けになっています。さらに，下位レベルの見出しは，インデントされた上，一回り小さなサイズの文字で表示されています。このように，同じ文書レベルにあるすべての見出しは，同じようにインデントされ，同じ文字サイズになっています。さらに，2つの下位レベルの見出しを差別化するために，ページの右側のページ番号をインデントしています。このように目次の階層構造を明らかにすることで，パンフレット中の情報を理解し，記憶する助けになります。最後に，一目で内容の概要を確認できるようにするため，目次は1ページにおさめるのがよいでしょう。

◎ **するべきこと**
▶**パンフレット，ウェブサイトで**
- 関連するテーマのテキストは近くに配置しましょう（近接の法則）。
- テキストとそれに関連する画像は近くに配置しましょう（近接の法則）。

- 関連するテーマのテキストは，類似した形，色，趣向にしましょう（類同の法則）。
- 読み手にまとまりとして認識してほしい場合は，テキストと画像の周りに，垂直または水平の空間を作りましょう。
- 互いに関連している要素は，同じ色またはグレースケールでまとめましょう。
- 一連の項目を列挙するときは，横に書き連ねるよりも，一覧として縦に並べましょう。そのほうがすばやく正確に見通せます。

✗ してはいけないこと
▶パンフレット，ウェブサイトで
- 2つの異なるテーマを示すために緑色と赤色を使うこと。色覚に障害がある人の場合は，この色の違いを認識できません。
- 彩度が似たコントラストの低い色を使用すること。この違いが知覚できない読み手もいます。

4.3.8　ユーザーを導く仕組み

　パンフレットやウェブサイトにユーザーを誘導するための仕組みを備えることは，読み手が情報を読み進める際にとても役立ちます。これにより，読み手の心理的負担感や必要な動作回数を減少させ，学びやすさを向上させることにつながります。ユーザーガイダンスの仕組みが良ければ，記憶の負荷が減り，4.3.6 の「ワーキングメモリと長期記憶の負荷を最小限にする」にあげた「するべきこと」とも関連します。

◎ するべきこと
▶パンフレットでは
- 読み手が，いま資料のどこの部分を読んでいるかを把握できるか確認しましょう。例えば，テーマの一覧を各ページの上部や余白に記載したり，関連するセクションを強調することによって可能になります。
- 情報を種類別に提示しましょう。それにより，一目でその情報が，「背景情報（予備知識）なのか」「具体的な詳細なのか」「行動に関する情報なのか」あるいは，「しなければいけない情報なのか」を見分けることができます。
- 短くてもよいので，目次のページでパンフレットの活用方法についてふれましょう。これにより，どの節の情報が重要で，読んだ後にどのような行動をすればよいかを示すことができます。

▶ウェブサイトでは
- ユーザーがミスをした際（例えば，検索オプションに誤入力したとき）に，明快なフィードバックを与える仕組みにしましょう。エラーメッセージや「もしかして○○ではありませんか？」と予想候補ワードを表示すると便利です。
- ボタンをうまく配置し，優先順位を強調しましょう。最も使われるボタンを一番良い位置にしましょう。

4.4 ユーザビリティの基準の適用方法：例

　そろそろ，「使いやすいデザインについてのヒントに圧倒されてしまった」と感じているかもしれません。ここからは，上述した「するべきこと」をどのように適用するのかについて，例をあげながらわかりやすく説明したいと思います。図4.3（a）および4.3（b）は，パンフレットの評価や改善にユーザビリティの基準をどのように適用するかを示したものです（詳細は，Kools et al., 2007 参照）。

　上述した8つのユーザビリティに関する基準に照らして，私たちはこのパンフレットを分析し，いくつかの問題点を見つけ出しました。このパンフレットでは，全体を通して，関連するテキストを強調するために，小段落を挿入しています。それらは，図4.3（a）で紹介されたページ（同じ矢印のマーク（訳注：図の①）がついており，読み手が行く

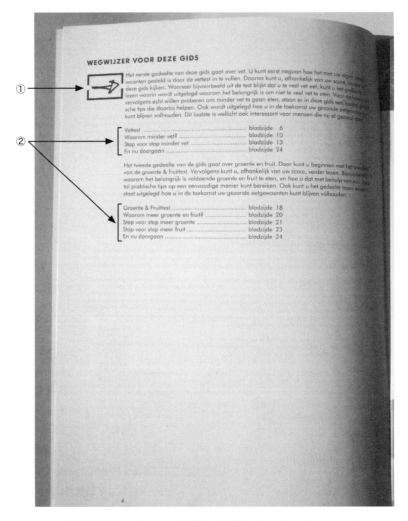

▲図4.3(a)　パンフレット原型の画像（訳注：①②は訳者による追記）

べき次のページをさしている）と類似しています．しかし，この参照用の小段落（訳注：図の②）は，パンフレットのあちこちに挿入されており，テキストの長さもまちまちです．これではパンフレットの内的一貫性が高いとはいえません．資料全体に参照用の小段落を挿入するとかえって不便であり，読み手もそのような形式をあまり見慣れていないため，使うのに困惑するはずです（つまり，外的一貫性も低くなるということです）．

　また，添えられている矢印の図も，あまり馴染みのあるものではなく，読み手がその意図を汲み取るのは難しいと思われます（3章参照）．それゆえに，この図も外的一貫性を下げる一因となっています．図の意味がわかりにくく，読み手に次に行くべきページを知らせる役割を果たせていません（これは，刺激と反応の適合性が低いということになります）．また，様々な関連するセクションを参照できるようにすることは柔軟性を高めることにつながるのですが，この参照用の小段落だと，読み手は他の節に向かう前に，まず先行する文章を読んでおかなければいけません．つまり，パンフレットの読み進め方（読む順序）が1つに固定されてしまい，読み手が自分に合わせてパンフレットを使うことができません．情報を階層的に提示した目次がなければ，膨大な情報が載っているパンフレットを見てもその全体像を掴むことはかなり難しいと思われます（ラーナビリティが低いということです）．そのため，特定の情報を見つけるのに，必要以上に手間がかかります．結論として，このパンフレットは，一応，ユーザーを誘導する仕組みを意識しているものの，ユーザビリティの観点から見るとまだまだ改善の余地があります．

　この分析に基づいて，デザインを修正したものが図4.3（b）です．

　パンフレットのユーザビリティを改善するために3つの変更を加えています．具体的には，ツメ見出し（訳注：図の③）を挿入し，わかりにくかった矢印を通常の矢印に置き換え，矢印とツメ見出しを同色にして対応させました．ツメ見出しの挿入は使いやすさを高め，ユーザビリティの観点から見ても，アドレス帳や事務用帳簿でよく見かける形なので外的一貫性を高める働きがあります．ツメ見出しが，ページの右側にはみ出して目立っているため，読み手は自分がパンフレットのどこを読んでいるのかも一目瞭然です．これはユーザーガイダンス（ユーザーを導く仕組み）が備わっていることを意味します．また，ツメ見出しはユーザーにパンフレットの内容の全体像を把握させ，ラーナビリティを高めてくれます．さらに，関連する節のツメ見出しを近くに集めて，他の階層と間隔をあけることによって，主要なテーマが3つあることを明示してくれています（知覚的体制化を高めています）．ツメ見出しと矢印の色が同じなのも，このグループ化の効果を高めています．また，ツメ見出しの存在が記憶することの負担を下げています．これで，ユーザーが何かを調べるときに，ページ番号や見出しの名前を思い出す必要はありません．加えて，ツメ見出しは個々に摘み上げることができ，それによってページをめくることをアフォードしている（高い刺激と反応の適合性を与えます）ので，情報を検索するときに最小限の動作で行えるようになっています．ツメ見出しは，一般的な目次としての機能も果たしており，参照する節を常に確認できるので，読み手のニーズに合わせていろいろな使い方が可能になります（柔軟性が高まります）．

これらの方法を用いてユーザビリティの基準を満たすことで，あなたのヘルスプロモーションのパンフレットやウェブサイトをさらにユーザーと親和性の高いものにすることができるでしょう。

　ここで紹介しているいろいろな工夫は，あまり読書に慣れていない人（読書のスキルが低い人）に対してこそ役立ちます。読書に慣れていない人にとっては，目次や節の見出しなど本の全体構造を掴む手がかりがないと，パンフレットから情報を拾うことは難しいものです。
　最後に，対象となる読み手に対して，パンフレットがあなたの意図通りに使用・理解

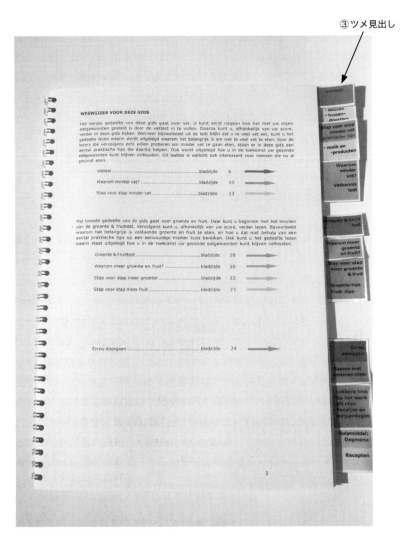

▲図4.3(b)　図4.3(a)のパンフレットの修正版（訳注：③は訳者による追記）
　　　　　　本章で説明された8つのユーザビリティ・ガイドラインに基づいて
　　　　　　修正したもの（カラー口絵を参照）

されるかを確認するための事前テストを強くおすすめします。あなたはデザインの専門家として自信があるかもしれませんが，直感はあてにならないものです。そのデザインスキルに対する自信こそが，これまで健康教育の資料が事前テストされてこなかった大きな要因です（Gal & Priget, 2004）。特に目新しい工夫を考えているのであれば，必ずそのデザインとユーザビリティが適切であるかを検証してください。本章の残りは，そのデザインの狙いに応じて，どのように検証すればよいかについて説明します。

4.5 ユーザビリティの検証方法

ユーザビリティに配慮して資料をデザインすることができたら，次はあなた自身で上述の8つの基準に合わせて資料のユーザビリティを確認してみましょう。とりあえず，その確認の結果に基づいて修正を加えることも可能ですが，あなたの工夫が本当に有効に機能するかどうかの確証を得るには，やはり実際の読み手の反応を見るしかありません。

読み手を観察する際には，パンフレットのユーザビリティの中のどこに注目するのかをはっきりさせておくことが重要です。デザイン段階で注目する点を決めておけば，観察すべき行動も決まってくるので便利です。例えば，読み手の注意を引きつけたいのであれば，読み手の興味に合わせて読み手の誘導に役立ちそうな要素に目星をつけておくということです。観察されたデータに加えて，読み手の主観的な評価からも改善のためのヒントが得られます。主観的な評価で，資料に対する読み手の満足度などを測ることによって，修正を要する箇所がわかります。ただし，読み手は基本的に，作り手に遠慮して批判的な指摘をしたがらないことを忘れてはいけません（つまり，「甘い評価」になりがちということです）。

4.5.1 サンプルサイズ

事前テストには，どのくらいの労力をかければよいのでしょうか。科学的に信頼性のある結果を求めるのであれば，統制群を設けて，1グループにつき20～25名で実験的に比較する必要があります。ここで重要なのは，このような厳密な手続きを用いて検証した上で，グループ間に有意な差が検出されたのであれば，その差がたとえわずかなものであっても（例えば，情報を見つけるまでのスピードに関してわずかな差であっても），実際に資料を読む際の認知的要求度に差があるとみなしてよいということです（Wright, 1999）。

また，時間や費用の関係で，数十人のサンプルで実験することができない場合，もっと小さなグループで実験することもできます。小規模の事前テストを行う場合は，資料全体に関する質問や特定の文言または視覚的要素に関する個別の質問に回答を求めて質的データを集めます。参加者は声に出しながら情報を探すので，そこから資料の難しさや潜在的な誤解を見つけることができます。このように，たった4，5名のユーザーに対する「お試し」の検証であっても，デザインのユーザビリティに関わるすべての潜在的な問題のうちの80%を洗い出せるという報告もあります（Virzi, 1992）。つまり，比

較的低コストでも，ヘルスプロモーション資料のデザインの不十分さを防ぐことができるということです。ユーザビリティの4つの側面（有効性，ラーナビリティ，効率性，満足度）は，それぞれ異なる質問や課題で検証することになるかもしれません。以下では，それぞれの側面について，どのような質問を行えばよいかについて探っていきます。

4.5.2 有効性

　有効性について質問する際の要点は，「自分の選んだデザインが，意図した通りに機能しているか？」ということです。例えば，「目立たせたい情報は実際に読み手の注意を引きつけているか？」「目次は読み手に利用され，情報検索に役立てられているか？」「画像は気づかれているか？　付随する文章と関連づけられているか？」「ツメ見出しはこちらが意図した通りに使われているか？」ということです。視線の動きのパターンを測定することによって，視覚的な注意を評価することもできます。小冊子使用時の読み手の視線の動き（追跡）については，特に広告会社などが熱心に研究しています。この凝視パターンからはいろいろなことが読み取れます。例えば，読み手の凝視パターンの研究では，読み手の初回に凝視する時間と，見返して凝視する時間の平均時間について，トピックの見出しが他の部分のテキストに比べて顕著に長いことが明らかにされています（Hyönä & Lorch, 2004）。この結果は，トピックの見出しが文書処理を促進することを示しており，そのことが結果的に文書の記憶を促進していることを表しています。このようなデータは，ページの中のどの要素が読み手の注意を引きつけているのかを把握するのにも役立ちます。この結果をユーザビリティとラーナビリティに関する他の情報と結びつけることで，テキスト（文字）の要素が予想よりも有効的に機能しているかどうかがわかります。例えば，もし読み手が特定のスローガンを思い出すことができないのであれば，その重要なメッセージから注意を逸らしてしまうなんらかの要素が同じページ内にある可能性を示しています。

　読み手に，情報検索などの作業を頼んだり，理解度について質問したり，どのようなやり方をしているかについて観察したり，これまでの経験についてインタビューしたりすることで，資料（リーフレット，パンフレット，およびウェブサイト）を改善するための洞察を得ることができます。その際には，資料を読む早さや過ちの数などを測定して評価するのが一般的です。さらに，2種類のバージョンのパンフレットを比較すれば，どちらがより有用なものであるかがわかります。ただ，ここで生じる新たな疑問は，読み手が，情報をしっかりと記憶し，学んでいるのかということです。以下では，そのことについて論じます。

4.5.3 ラーナビリティ：構造の想起

　ここでいう学習には2つの次元があります。1つは，資料の使い方についての学習であり，もう1つは，資料に書かれている主要なメッセージについての学習です（3章参照）。使いやすいデザインほど，その内容の学習や検索が容易になるはずです。よって，読み手に対して，「パンフレットやウェブサイトを閲読した後，その内容の全体像を把握できましたか？」「主要なメッセージを想起することができますか？」「メッセージ提示の順番をどう感じましたか？」といった質問を行います。

もし，ヘルスプロモーションのテキストが参照ガイドとして作られたものであれば，読み返して使用するときに，読み手が主要なテーマを想起できていなくてはいけません。つまり，文書の構造がイメージできるものでなければならないということです。例えば，あなたは，読み手に，パンフレットのマクロ構造，あるいは節や段落の見出しで示される主要なテーマを理解してもらいたいはずです。最初に読むとき，ざっと読むとき，特定の情報を探すとき，この主要な節と節の細分化した部分を分けておくことが，パンフレットの内容のイメージを掴むのに重要になります。
　このユーザビリティに関わる大まかな理解度を測る方法がいくつかあります。

1. **オープン・リコール・クエスチョン**：最初に読んだ直後に，パンフレットの主要な構造について，読み手がどのくらい覚えているかをテストします。例えば，「このパンフレットを構成する主要な節はどこですか？」というような質問です。また，ある節が忘れられているようなら，ユーザーの記憶を試すような質問を追加することもできます。回答の様子を観察しておけば，なぜそのような過ちが起こるのかについての洞察も得られます。

2. **フレッシュ・インデックス**：ワード・エディター（Word-editor）では，テキストのリーダビリティ（読みやすさ）を測定するため，フレッシュ・リーダビリティ（Flesch readability）の得点を計算できます。このテストは，テキストの長さの平均値と1単語あたりの音節の数の平均値の比率を算出し，0～100までの数値を得点化します。これにより，そのテキストのリーダビリティ（読みやすさ）を示します。

3. **クローズ・インデックス**：これは，もう1つのリーダビリティの測定法です。テキストごとに5番目にくる単語を抜き出して空欄にし，ユーザーにその箇所を予測しながら埋めてもらいます。正しく補完された単語の数と過ちをした単語の数の比を算出することによって，テキストの読みやすさを示します。この方法は，フレッシュ・インデックスと比べると2つの利点があります。まず，テキストのテーマについてのユーザーの知識が関係してくるので，3章で説明したように，テキストを理解させるのにも役立つということです。次に，読み手が過ちをした箇所を見ることで，どのようにテキストを改善すればよいかについての直接的なヒントを得ることができます。

4. **カード・ソーティング課題**：読み手がパンフレットやウェブサイトを読んだ後，全体像を把握できているのかを調べるために，文書のテーマを記入した一揃いのカードを読み手に渡します。そのカードのテーマをパンフレットやウェブサイトの中で掲載されていた順番通りに並べてもらいます。また，文書のレベル，例えば主要な節か節を細分化した部分なのかも示すように指示する場合もあります。ユーザーの分類について，いくつかの方法で評価します。例えば，主要な節に関して，ユーザーが覚えているラベルの数や種類などを調べる方法があります。また，副見出しを間違って主要な節に入れた数や，間違って並べた数などを評価の対象とする方法もあります。文書の全体構造を想起させるよりも，このソーティング・カードを並べさせる方法のほうが

簡単です。もし多くの読み手が一貫して順序を間違うような箇所があれば，それはテキストの並び方が読み手の知覚的，論理的体系と一致していない可能性を示しています。その場合，ラーナビリティを高めるために，テキストの順番を変更する必要があります。

4.5.4　効率性

　効率性とは，ユーザーがその資料を使って，どのくらい容易に目標に到達することができるのかをさします。疑問に対する答えを資料の中から探し出せるかどうかは「有効性」の問題です。一方，効率性は，どのくらい「速く」「効率的に」探せるかということです。効率性の低さは，有効性の低さにもつながります。ユーザーは探すのに時間がかかりすぎると，探すのをやめてしまい，結局目標に到達できないからです。よって，有効性と効率性を別々に測定することは困難です。図 4.3（a）と図 4.3（b）に示したパンフレットのユーザビリティに関する私たちの研究では，参加者に対して，「パンフレットの中で，果物と野菜についての節はどこから始まりましたか？」「自分で料理するときに，健康的な食事を維持するためのコツが書かれているのはどこですか？」，さらに「間食に高脂質のスナック菓子を食べないようにするための方法については，どこに載っていますか？」といった質問を行いました。それぞれについて，これらの情報の掲載場所を探し当てるのにかかった時間と，探し当てるまでにめくったページ数を測定しました。つまり，検索の効率性は，探している項目を探し当てるために必要とされた時間と答えを見つけるまでにパンフレットをめくったページの数として定義しました。検索するために必要なページが多いほど，効率性が低いということです。本研究の結果では，オリジナルのパンフレットよりも，修正されたパンフレットを読んだグループのほうが，ページをめくる頻度が低いことが明らかになりました。それは，修正されたパンフレットのほうが，より効率的な検索を行えることを示しています。

4.5.5　満足度

　あなたのパンフレットやウェブサイトが，有効的で，効率的で，そして学びやすいものであったとしても，それが読み手のニーズに合っていなければ，あなたが狙ったほどの影響力は発揮できないでしょう。読み手がその資料に興味を持っているかどうかは，上述したユーザビリティの基準と同じくらい重要です。いくつかの特徴について読み手がどう考えるかを尋ねてみましょう。アンケート，または短いインタビューで尋ねることも可能です。面と向かって質問すれば，読み手から忌憚のない意見をもらうことができます（特に質問者が，そのデザインは試作品であり，強い思い入れは持っていないと教示しておけばなおさらです）。また，資料に対する彼らの評価の根底にある理由についても深い洞察が得られるはずです。「パンフレットの中で，好きなところ，または嫌いなところはありますか？」といった一般的なオープン・クエスチョン（開かれた質問）も，取っかかりの質問としては有効です。グラフィックの要素について意見を求めたり，「好き−嫌い」の 10 段階の評定で好意度を測定することもできます。例としてあげましたが，私たちはこういったテストを行うことで，読み手は，見出しが多く，ある程度まとまりのあるテキストを好むことなどを発見しました。

4.6 結 論

　ヘルスプロモーション資料を作成する際に，ユーザビリティをデザインの中心に据えることで影響力を高めることができます。ユーザビリティの視点から考えるということは，読み手が視覚的に注意する際の知覚的過程や解釈する際の認知的過程を考えることでもあり，最終的には，読み手が実際にどのように資料を扱うのかについて考えることにもつながります。つまり，ユーザビリティは，ユーザーや読み手の目線からデザインするものです。デザインの際に，自分に対して以下の3つの基本的な質問をしてみてください。第一に，「読み手はどのような目標を持っているか？　または，読み手は，何を知り，何を学びたいと思っているのか？」，第二に，「その読み手の目標を，自分の目標あるいは読み手に伝えたいメッセージといかに合致させるのか？」，そして第三に，「メッセージを届ける際に，どのような伝達手段やデザイン要素を用いることが効果的なのか？」ということです。以上，本章では，ユーザビリティを高める方法や評価する方法のガイドラインとコツについて紹介しました。

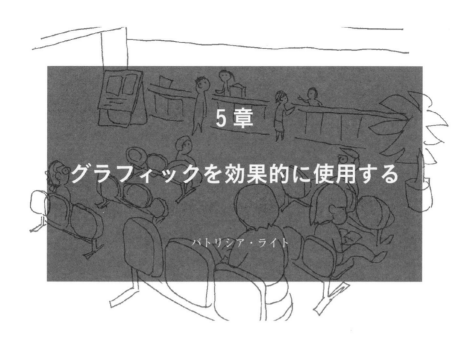

5章
グラフィックを効果的に使用する

パトリシア・ライト

　3章で述べたように，ヘルスケア資料を読みやすくするためには，グラフィックの使用目的に合わせて，そのスタイルやページ内での配置を考えなければなりません。不適切なグラフィックの使用は，逆に読み手の理解を妨げます。特に，高齢者に対しては注意をしなければいけません。本章では，正しいグラフィックを選択するための方法を3つに分けて説明します。まず，健康関連の資料の中で用いられているグラフィックの機能について紹介します。次に，グラフィックのスタイルを選択する際に注意すべき点について述べます（白黒の線画でよいのか，それともカラー写真が必要なのか，など）。最後に，ページデザインに配慮しながら，グラフィックを配置するにはどうすればよいのかについて概説します（グラフィックとテキストを同じページに配置する場合，写真を大きくして文章を小さくしたほうがよいのか，それとも逆のほうがよいのか，など）。

　本章では，様々なヘルスケア情報をわかりやすく端的に知らせてくれる紙媒体のリーフレット（医薬品のラベル，診療所の壁に貼られたポスター，案内用の小冊子など）に焦点を当てます。人はどのように注意を向け，読み，理解するのかについて，これまでの研究から明らかにされている原則に従いアドバイスを行っていきます。これらの原則は，インターネット上のホームページのデザインなどにも応用することができます。「グラフィックを使用する目的」に関する節（5.2）と「グラフィック・スタイルの選択」に関する節（5.3）を掛け合わせたマトリクスをイメージしながら読み進めてもらうと，本章の構造を理解しやすいかと思います。

> **学習の成果**
>
> 本章を読み終えた後，あなたは次のことができるようになります。
>
> 1. ヘルスケア資料にグラフィックを用いる様々な目的を理解することができる。
> 2. 読者が情報を見つけ，理解し，記憶しやすくするために，グラフィックを使うべき場面を見極めることができる。
> 3. イラスト，写真，図表を用いる際の落とし穴を回避する方法がわかる。
> 4. 目的に合ったグラフィック・スタイルを選ぶことができる。
> 5. グラフィックとテキストを組み合わせる際，互いに譲歩させるべきポイントがわかる。
> 6. リーフレット全体を通して，グラフィックが適切に使用されているかを事前にテストすることの重要性を理解することができる。

5.1 なぜグラフィックを用いるのか？

　グラフィックは，いろいろな面で読者の理解を助けます。例えば，医師は心臓手術後の患者に対して，患者の動脈の閉塞状況についてグラフィック（ここでは，心臓と動脈の画像）を用いて説明し，患者に心臓リハビリテーションの必要性を理解させることができます。患者たちの意見を聞くと，グラフィックを用いた説明は非常にわかりやすく評判が良いのですが，実際にグラフィックを使用して説明を行う医者はそう多くはないそうです（Osborne, 2006）。今のところ，グラフィックの使用はそれほど普及していないのが現状です。また，ほとんどの人は，道案内が必要なときにはグラフィックの入った地図を選びます。しかし，誰かに A 地点から B 地点までの道順を書いて説明する際に，グラフィックを用いる人はあまりいません（Wright et al., 1995）。この理由については，道順を口頭で説明しながら地図を書くためグラフィックの使用を忘れてしまうか，絵に自信がないからグラフィックを描きたくないかのいずれかが考えられます。しかし，どちらの言い訳も認めるわけにはいきません。なぜなら，グラフィックを使用することにはそれくらい大きなメリットがあるからです。

5.1.1 役立つアドバイス

　患者向けの情報リーフレットの中には，とるべき行動を示したイラスト，リアルなカラー写真，プロセスを示した略図，統計グラフ，漫画など様々な種類のグラフィックが掲載されています。種類がここまで広範囲に渡ってしまうと，説明するのに役立つだけではなく，読み手を混乱させてしまう可能性も孕んでいます。ですので，そうならないための役立つアドバイスがいくつかあります。下に示すヘルスケア情報のグラフィックに関する 6 つのガイドラインは，コスリン（Kosslyn, 2006）の提唱する原則に従った

ものです。

1. 最も伝えたい情報は，読み手の注意を引きつけるように一目でわかるイラストで表現する。
2. グラフィック・デザインにより，視覚アイテム同士の関係性をわかりやすく伝え，適切に配置し，メッセージ要素の構造の理解を助ける。
3. グラフィックは，メッセージ内容に合わせて表現する。例えば，方向性を表す「up」は，よりよくすること，または改善することを意味します。人は，ネガティブなこと（悪くなる）よりも，ポジティブなこと（良くなる）のほうが理解しやすいものです。グラフィックの情報は，「大まかすぎず，細かすぎず」を心がけるべきです。グラフィックの情報が大まかすぎるとメッセージの内容について誤解したり，理解不足になったりしますし，逆にグラフィックの情報が細かすぎるとかえってメッセージの要点が曖昧になってしまう可能性があります。
4. グラフィックをデザインするときは，読み手と親和性の高い概念，ジャーゴン（高度な専門用語），シンボルに配慮する。
5. グラフィックの形式は，リーフレット全体で一貫させる。ただし，どうしても形式を変更しなければならないときは，誤解されないようにその旨を明記する。

5.1.2　良いアドバイスでは不十分

　たいていの人にとっては，上記のアドバイスで十分に納得してもらえると思います。しかし，病気を抱えた患者が見るとなると，まだ不十分です。ご自分の作ったリーフレットを見てみてください。上記の原則に準拠していますか？　2章と3章で述べたように，事前テストを行うことは，伝えたい内容が読者に届くかどうかを確認する唯一の方法です。確かに，上記のアドバイスに従うことで，グラフィックが有効に機能するようになる確率はかなり高くなります。しかし，その他にも多くの要因が絡んでいるため，確実に保証できるものではありません。そのため，書き手はデザインの問題について考える際に一定の枠組みを持っておくことが重要です。

　シンプルな枠組みとしては，リーフレットのグラフィックを以下の3つのステージに分けて考える方法があります。

ステージ1. グラフィックの目的を決める。
ステージ2. グラフィック・スタイルを選択する。
ステージ3. グラフィックを適切な場所に配置する。

　この連続する3つのステージは非常にシンプルなものです。グラフィックは，テキストと一緒に掲載する際に，空いているスペースに合わせてサイズを変更しなければなりません。しかし，サイズを変えると，イラスト（写真など）の意味がうまく伝わらないことがあります（特に縮小の場合）。そのため，3番目のステージ「配置場所」につい

て検討したとしても，2番目のステージ「グラフィック・スタイル」に戻って考え直すケースも出てきます。写真の場合だと，空いているスペースに合わせるように輪郭を切り取らなければならないこともあります。各ステージについて考えることは，グラフィックを使用する際の落とし穴に気づくことにつながるため，以降のセクションで詳細に説明していきます。

5.2　ステージ1：グラフィックを使う目的は何か？

　グラフィックの使用目的は，情報を提供することから，見た目の楽しさを提供することまで幅広く存在します。グラフィックを使用する理由をはっきりさせることが適切なグラフィック・スタイルの選択や，適切なグラフィックの配置を行うための第一歩になります。もちろん，1つのグラフィックが複数の目的に役立つこともあります。しかし，それは目的を明確にしなくてもよいということにはなりません。このセクションでは，グラフィックの持つ4つの共通の機能について考えてみます。

1. 読み手を引きつける。
2. 読み手が知りたい情報を見つけやすくする。
3. 本文中のテキストの意味をわかりやすくする。特に，確率やリスクなどの数値の理解を助ける。
4. テキストで記されている方法を読み手が実行しやすくする。

　まずは，リーフレット内のどの箇所にグラフィックがあると，読み手の理解を助けられるかについて目星をつけましょう。

5.2.1　読み手を引きつけるグラフィックの使い方

　病院の待合室など公共の場に置かれているリーフレットは，読み手の注意を引きつける必要があります。リーフレットが扱うトピックによっては，そのトピックに関心がある人なら手に取るかもしれません。しかし，ヘルスケア関係のリーフレットには，そのトピックに関心のある一部の人だけではなく，そのトピックを知らない人や関心がない人に手に取ってもらいたいものもあります。手に取ってもらえるかどうかは，デザインの内容次第です。例えば，日頃から食事に気をつけている人なら，仮に食品の栄養表示ラベルがわかりにくいデザインでも一生懸命その意味を理解しようとするので，それほど影響を受けません。しかし，食事にほとんど関心を示さない人の場合では，栄養表示ラベルを改善することで非常に大きな効果が得られることがわかっています（Black & Rayner, 1992）。また，リーフレットの表紙のイメージが特定の人種集団と一致するならば，そのグループのメンバーがリーフレットのメッセージと一体感を持つようになります（Springston & Champion, 2004）。一方，米国のティーンエイジャー向けの薬物使用に関するリーフレットは，ティーンエイジャーの関心を引くことができませんでした。その理由は，リーフレットに描かれているイラストを見て，もっと幼い子ども向けのもの

だと誤解されたり，何十年も前から言われているありふれたメッセージだと受け取られてしまっていたためです（Schriver, 1997, p. 173）。表紙に間違ったイメージを使うと，リーフレットの効果は半減してしまいます。

　誰しも「読む」という行為は面倒なものです。英国の病院の待合室にいた327名にアンケート調査を行ったところ，待合室のテーブルや壁にあるパンフレットを読んだのは20名だけでした（Wicke et al., 1994）。なぜ，人はこれほど「読む」ことを疎むのでしょうか。その理由として，読み書き能力や数学的能力の低さ，感情的ストレスなど様々な要因が関係しています。しかし，グラフィックには，この「読む」ことへの負担感を軽減させる効果があります。また同じように，グラフィックには作者のイメージを読み手が作り出すイメージへと変える力があります。このことは，納税の申告書にさえも当てはまります。例えば，納税申告書に写真を入れると見栄えが良くなり，がっかりした感じがなくなるだけでなく，申告書に書きこむ人に，税務署に対して良い印象を与えることができます（van Wijk & Arts, 2008）。

　魅力的なデザインにするためには，リーフレット内のレイアウトを工夫する必要があります。2章では，どのようなレイアウトが読み手の理解を助けるかについて紹介しました。「一目でわかる」ページにすると，リーフレットの印象が変わり，情報がより親しみやすく，目に飛び込んでくるようになります。このことは，図5.1に示した2つのレイアウトを対比してもらうとおわかりいただけると思います。図5.1の左側は，公式な文書や告知によく用いられるスタイルです。右側はグラフィックを使用し，情報の重要度に応じて，フォントを変更したり，段の数を変えたりしています。段組みは，中央にある囲いより上は1段ですが，囲いから下は2段になっています。メインメッセージは，ページの中央にある囲いの中に書かれています。これは，「すべてを読みたくない場合は，ここだけを読んでください」ということを読み手に対して視覚的に伝えてい

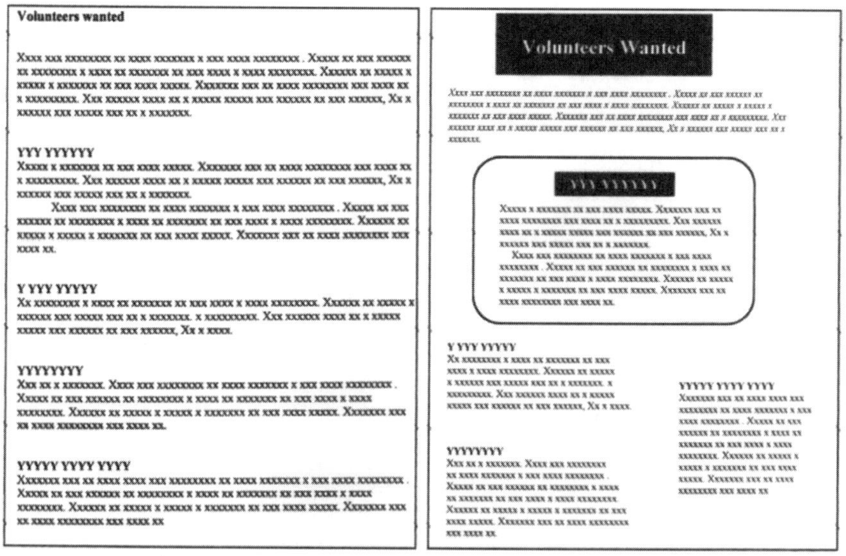

▲図5.1　同じ内容を2通りのレイアウトで表現。待合室に座っているとき，どちらを先に読みますか？

ます。このレイアウトは，雑誌やポスターでよく採用されています。読み手に「自分には関係ない」と無視されないように，意図的にこの形式を採用しているのです。テキストの文言をいっさい変更せず，見た目のインパクトを変えるだけで読み手の注意を引きつけることができます。

　以下の点について，読み手がどのように反応しているかを確認してみてください。

1. リーフレットの表紙は，読み手の注意を引きつけているか。
2. リーフレットの内容は堅すぎないか，体裁は読みやすそうか，読み手にすぐに読んでもらえているか。

5.2.2　グラフィックで情報検索を手助けする

　たとえ，テキストで明記されている場合であっても（例えば，「これを飲むと危険です」など），テキストの横にその内容や誰向けのものなのかという情報を知らせてくれる小さなグラフィック（救急のサインなど）が添えられていれば，読んでもらえる確率はさらに上がります。グラフィック・オーガナイザーの使用については3章で説明しましたが，ページのヘッダーや余白にある小さなグラフィックは，その目的とは別に，「自分が今どのあたりを読んでいるのか」を知らせてくれる目印の役割も果たしてくれます。このようなグラフィックは，簡単に認識できて，他と明確に差別化されていることが重要です。人は特定の情報を探すとき，単語ではなくグラフィックを手がかりに検索するほうが早く行えます（ただし，同じグラフィックを使いすぎると役に立たなくなる可能性があるので注意してください）。

　このことは，何も視覚的な目印を提供するために，リーフレットの中にうわべだけのグラフィックを含めなければならないと言っているわけではありません。それどころか，例えば70歳以上の人たちの場合，説明を補強するためのイラストは問題ないのですが，内容と少し関連があるだけであまり意味のないグラフィックが載っているとかえって気が散ってしまうようです。おそらく，すべてのグラフィックに高齢者の気を散らせてしまう可能性が潜んでいるのだと思います。しかし適切なグラフィックであれば，これを補うだけの十分なメリットがあります。それは，グラフィックを効果的に機能させるために，あなたが何のためにグラフィックを使うのか，その目的をはっきりさせておく必要があるということです。

　確認すべきポイントは以下の通りです。

1. 他のものと差別化されたグラフィックか。
2. ページの見た目を良くするためだけでない，情報を含んだグラフィックか。
3. 情報検索を行う際の手助けになるグラフィックか。

5.2.3. グラフィックで説明を手助けする

　グラフィックを使用することは，テキストの中の重要なポイントを強調することができる上に，行うべき具体的な行動や知りたい情報の場所について明確にすることができます。また，グラフィックは文構造のように直進的に進めることにとらわれる必要がな

いので，同時に起こる動的なプロセス（例えば，消化器系，循環器系，および筋肉の独立した同時発生的動き）を理解する際に役立ちます。3章では，説明の際に図をどのように使用するかについて述べました。それとは対照的に，本節では「もし〜ならば〜になる」というような文脈でリスクについて説明するグラフィックの使い方について紹介します（つまり，"A地点からB地点までの道順を示すグラフィック"について説明します）。

「数字」に強い人ばかりではありません。栄養に関する情報，血圧，投薬量についてよく理解できていない人もいます。例えば，薬の副作用について，「起こることがあります」，または「稀に起こることがあります」といった言葉で説明されると，人は服薬に伴うリスクを過大評価しがちです。つまり，「起こることがあります」は予想よりも「確実に起こります」と感じ，「稀に起こります」は「めったに起こりません」という意味ではなく「起こるかもしれません」と受け取られます（Knapp et al., 2004）。また，「0.3％」は「1000名中3名」と表現するほうが理解しやすくなります（Gigerenzer & Hoffrage, 1995）。さらに，このように「○○名中○名」と表現すれば，絵として表現できるというメリットもあります（Edwards et al., 2007）。図5.2は，前立腺がんのスクリーニング検査の結果を示したものです。この検査は，がんでない者をがんであると誤診する（偽陽性）可能性はあるものの，がんを見逃す（偽陰性）ことはないので，広く用いられています。

もちろん，すべての数値情報に画像が必要なわけではありません。例えば，患者の年

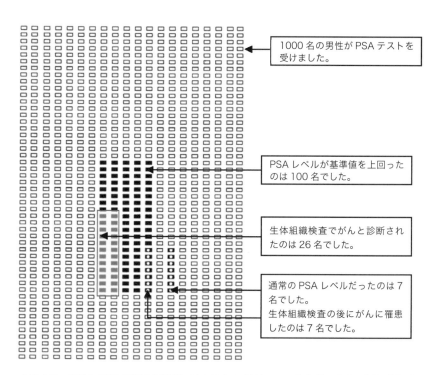

▲図5.2 複雑な情報を説明する際にテキストとグラフィックをどのように組み合わせるかの例（もし自分のPSAレベルがわかれば，自分ががんに罹患する確率がわかります）

不具合	考えられる原因	必要な行動
機械が動かない	カバーがしっかり閉じられていない	● ふたを閉じる
	パイロットライトが消えている	● マシンのスイッチがオンであることを確認する ● ヒューズが壊れていないか確認する
	スタートレバーが上がっている	● スタートレバーを下げる
マシンに水がない	インフィルホースが塞がっているか切断されている	● インフィルホースを確認する
	水が入っていない	● 水を入れる

▲図 5.3 　線とスペースで，どの項目が同じグループに属しているかを明確にします

齢と薬の投与量の関係を示すだけならば単純な表を使えば十分です。同様に，すべての表が数字を使わなければならないというわけでもありません。説明が中心の表だと，中身がテキストだけになることもあります。例えば，図 5.3 のような原因と結果の間のつながりを示すトラブル対応表などの場合です。

　表を作成する際によくある間違いの1つは，すべてのセルに線を引くことです。これにより，読み手は同一グループの項目がどれなのかを視覚的に把握することが難しくなり，内容から読み取らなければならなくなります。図 5.3 では，横の線は問題の原因とその対処法の関係を強調しています。視覚的にグループ分けを行う際には，線ではなく，空間や色を使用して行うことも可能です。重要なのは，「一目でわかる」ようにグループ分けを行うことです。その他にも，オフィス街における特定の病院や事務所の所在地を説明するときにも，グラフィックの恩恵を感じるはずです。また，目的地まで移動する際も，そのグラフィックの書かれた地図を持参すれば非常に役立ちます（Wright et al., 1993）。読み手は，情報の理解や確認のためにこのグラフィックを使用します。また，グラフィック内で縮尺を変更する場合（長い廊下を縮める場合など）には，それを明示する必要があります。特に迷いやすい場所では，目印（ランドマーク）を記載しておくとよいでしょう。目印は，建築上の特徴を使ってもいいですし（「その窓を通り過ぎたらすぐに右折する」など），床の模様や壁の色など何を使ってもかまいません。目印に選んだものは，グラフィックの中で目立つようにしておかなければいけません。特に目的地までのルートが1つしかない場合は，「どのように行くかを説明すること」と「何を行えばよいかを指示すること」（5.1 を参照）がほぼ同じ意味になります。しかし，地図や間取り図を示すことで，目的地を教示するのと同様に説明の助けにもなります。例えば，（ルートが複数ある場合），なぜそのルートが最適であるのかを他のルートと比較しながら説明することもできます。そのような情報を口頭で伝える場合，なかなか骨が折れる作業になります。

❗ 覚えておくべきポイント
1. グラフィックは，同時進行の事象を説明する際に役立つ。
2. 読み手にリスクを理解してもらうためには，テキストとグラフィックの両方を上手に使う。

3. 表は，一緒のグループに属する項目が「一目でわかる」ようにデザインする。
4. 道案内を作成する場合は，出発する前と出発した後のどちらでもルートがわかるようにデザインする。

5.2.4 グラフィックは教示をわかりやすくする

　薬の服用方法，健康のために行う運動の方法，医療用吸入器の使用方法などについて，時には詳細な教示が必要な場合があります。3章では，吸入器の使用方法について例をあげて説明しました。ここでは，教示の際にグラフィックを用いることの3つの目標，つまり「重要な内容に印をつけること」「記憶の手助けをすること」，および「説得すること」について説明します。

重要な内容に印をつける

　グラフィックのスタイルを組み合わせたり，写真にテキストを追加したり，テキストに写真を追加したりすることで，読み手に対して教示の内容についての理解を深めることができます。読み書きの能力に問題がある人に対して，正しい薬の服用時間を理解してもらうことはなかなか難しいことですが，図示することでかなり理解してもらいやすくなります（Kripalani et al., 2007）。教示される内容は，だいたい「何を行うべきか」と「いつ行うべきか」の2つです。ただ，教示を受ける側からすると，「何を行うべきか」にばかり意識が集中して，「いつ行うべきか」についてはあまり注意が向きません。したがって，適切なタイミングを知らせるために，グラフィックを使って印をつけておきましょう（「食後に服用してください」など）。ヘルスケアの中には，適切なタイミングで実践しなければ行う意味がないものもあります。

記憶の手助けをする

　読み手は，教示がパラグラフごとに階層的に示されている場合，教示されている情報をつなげて適切に実行に移すために，すべての情報を正しい順番で記憶しなければなりません。多くの情報を一気に覚えると，1つ間違うだけで連鎖的に間違いが生じる危険性があります。テキストを補うために順序をグラフィック化すれば，概念同士をつなげること（これをチャンクと呼びます）と記憶することの両方をサポートすることができます。このことについては5.3.3でも説明します。

説得する

　健康に関するリーフレットの中で，読み手に対して健全なライフスタイル（例えば，健康的な食事を摂ったり，安全な性行為を行うこと）に変容するように教示を与える場合，グラフィックを用いることでテキストの説得力を高めることができます。グラフィックを用いることで，アドバイスに従わなかった場合に起こるネガティブな結果を示すこともできます。逆に，アドバイスに従った場合に生じるポジティブな結果についても表現することができます。感情に訴えるグラフィックの使用方法については，グラフィック・スタイルの選択に関する5.3でもふれます。

> ⚠ 教示するときの留意点
> 1. わかりにくい事象を説明するためにグラフィックを用いる。
> 2. 読み手が教示をつなげて手順をわかりやすく整理できるように，グラフィックを用いる。
> 3. 何を行えばよいか，いつ行えばよいかをわかりやすく伝えるためにグラフィックを用いる。
> 4. 人の行動変容を促す場合は，読み手の感情的反応を引き出すようにグラフィックを用いる。

5.3　ステージ2：グラフィック・スタイルを選ぶ

　健康情報に関するリーフレットのグラフィック・スタイルは，皮膚がんの実態を示す写真から，家系図や事故発生時の対応マニュアルなどを示す抽象的な図まで幅広く存在します。グラフィックは主に物質的なものをより明確に示すために使われますが，遺伝などの抽象的な概念をわかりやすく説明する際にも役立ちます。例えば，病院職員の組織構造を記載したグラフィックは，患者が誰に何を尋ねればよいかが一目瞭然で非常に重宝されます。グラフィック・スタイルを決める要素は主に2つです。それは，「読み手は誰なのか」ということと，「何のためにグラフィックを用いるのか」ということです。あなたの想定する読み手の年齢，性別，および読み書きの能力（ヘルスリテラシーも含む）は様々です。また，数学的な能力，社会的な地位，および文化的な価値観も異なるかもしれません。想定される読み手が多様で，グラフィックを用いる目的が複数あると，なかなか「ベスト」なグラフィック・スタイルを見つけることは困難です。そのため，まずは不適切なグラフィック・スタイルを除外し，その後に残ったスタイルの中から自由に選択することがよいと思います。

　ここで，以下の4つのグラフィック・スタイルについて考えてみましょう。

1. 小さなアイコン
2. 絵と写真
3. グラフィックの配列
4. 数値データを示すグラフィック

5.3.1　小さなアイコン

　劇薬の警告などに用いられるアイコンには，国家規格と国際規格の2つがあります。しかし，権威ある委員会が承認したからといって，みんながそのアイコンを認識できるとはかぎりません。確かに，救急車のように広く認識されているアイコンもあります。抽象的なものだと，放射能の危険性を示すアイコンなどもきわめて認識率の高いものです。読み手が親しみやすいアイコンを用いれば，そのグラフィックを好きにさせることができます。しかし，十分なスペースがないとその利点もあまり活かせません。小さいサイズのアイコンだと，時計の文字盤のように細かく描いた場合，かえって読み手を混

乱させてしまいます。逆に大きいサイズのアイコンは，抽象的に描くよりも細かく描いたほうがよりすばやく認識してもらえます。このサイズという問題からもわかるように，デザインの決定には様々な要因が複合的に絡み合うために，単純に「これにしておけば間違いない」といった万能ルールはありません。

　小さなアイコンはリーフレット中の目印としても使用できます。小さなアイコンを目印として用いることによって，見出し，小見出し，柱（ランニングヘッド）を補うことができ，読み手が特定の箇所をすばやく検索するのに役立ちます。一例として，医療用のリーフレットに子どものアイコンを使用して，子ども関連の重要情報に注意を向けさせるやり方があります。グラフィックの主な機能については，3章で詳しく説明していますのでそちらを参照ください。

❗ **小さなアイコンを使うとき**
1. 想定する対象者，またはトピックの内容を示す小さなアイコンを選ぶ。その際は，アイコンの意味がそのサイズでうまく伝わっているかをチェックする。
2. その対象者やトピックに関連する情報がどこで生じるのかを示す旗のように小さなアイコンを使う。

5.3.2　絵と写真

正確さ

　すべてのイラストが細部まで正確に描かれなければいけないというわけではありませんが，しかし実際にはうまく描かれていない例もあります。例えば，以前，英国の厚生省は，腕時計や指輪を着けた歯科医や保護眼鏡を着用していない歯科医のイラストを掲載したリーフレットを発行しました（Rajal, 2006）。テキストの書き手とグラフィックの作り手は別であることが多いために，このような間違いが生じてしまいがちです。また，その責任の所在を明確にすることも困難です。そのため，グラフィックを使用する際は，ただメッセージを伝えるのでなく，読み手に疑問を抱かせたり，情報の信頼性を損ねたりするような箇所がないことを慎重に確認する必要があります。

絵を用いるとき

　特定のモノや行動を表現したい場合は，写真と絵のどちらを選べばよいでしょうか。絵の利点は，余計な情報を省略できるということです。これにより，絵の目的がとても明確になります。そのため，機器の説明書などに向いています。また，絵の場合，年齢，人種，性別などの情報を省略できるため，幅広い読み手を想定したテキストに用いるには写真よりも最適なのです（図5.4を参照ください）。同様に，漫画も，健康のための運動方法などを説明する際に，幅広い対象者に用いることができます。

　また，絵（線画）だと，必要な情報を追加したり，特定の箇所を強調したり，進行方向を指示したりすることが簡単に行えます。写真でも，加工ソフトウェアを使えば同じことができますが，そのためにはある程度の専門的スキルが必要で，誰にでもできるというわけではありません。逆に，絵を用いることの欠点は，現実味に欠け，専門的で難しそうに見えてしまうということです。全体の一部を拡大して，そこに矢印や吹き出し

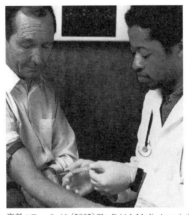 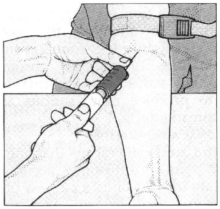

資料：Tony Smith（2002）The British Media Association Complete Health Encyclopedia, p. 276.

▲図 5.4　注射に関する写真と絵の比較
写真のほうがインパクトはありますが，絵のほうが年齢や性別などの無関係な情報が省略されており，目的が明瞭です。

などを書き込むと，非常に難しそうな印象を与えてしまいます。

　上述しましたが，ハートリー（Hartley, 1994）によれば，漫画は理解を促すと同時に，読むための動機づけを高める効果があります。漫画が有用なグラフィック・スタイルの1つであることは間違いありません。順序や事故対応を説明する際にも，漫画を用いて一連の流れを示すことでとても覚えやすくなります。しかし，漫画を用いると，特定の読み手から「若い人向け」だと勘違い（もしくは，無視）され，避けられる可能性があるので，そこは注意が必要です。

色付け

　リーフレットの魅力を高めるもう1つの方法は，色付けを行うことです。例えば，いくつかの色を使って認知と感情を区別することもできます。白黒の絵でも情報を伝えることはできますが，色彩的にページの魅力を高めることはできません。一方，色付けを行えば，特定の箇所に読者の注意を引きつけたり，テキストで論じられている事項についてよりわかりやすく伝えることができます。例えば，図 5.5 のように，色のついた楕円を描くことで，心肺蘇生法を実施する際に行う手の位置をわかりやすく示すことができます。

写真を用いるとき

　写真を用いることの利点は，そこに写っている人が読み手と関係している場合，読み手が自分との関係を自然に結びつけ，関心を高めてくれることです。逆に言えば，幅広い読み手を想定している場合，使う写真が限られた人向けになっていないかという点に注意しなければいけません。幅広い読み手を想定する場合は，リーフレット全体にわたって同じモデルを使うのではなく，年齢層や民族を変え，様々な人の写真を使うほうが無難です。また，様々な病態の写真を示し，特定の疾患を理解させるときなどにも役立ちます。例えば，皮膚がんの診断法について，「写真を使って教育」する際，1枚の画

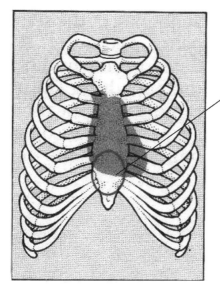

▲図 5.5　心肺蘇生中に圧力を加える場所を示す青い楕円
　　　　（カラー口絵を参照）

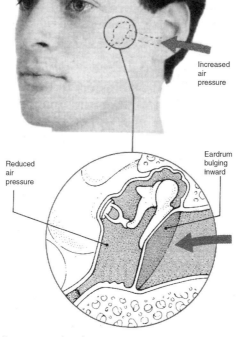

資　料：Tony Smith（2002）The British Media Association Complete Health Encyclopedia, p. 159.

▲図 5.6　飛行機が離着陸するとき，乗客の耳がどのように気圧の変化に影響を受けるかを説明している図

像に様々な注釈をつけてアルゴリズム形式で説明するよりはむしろ，様々な病態の写真を見せながら説明するほうが効果的なことがわかっています（Girardi et al., 2006）。また，絵でも写真でも，どの角度から対象を見せるかが重要になってきます。妥協案として，斜め45度から対象を見せるやり方は確かに有効ですが，特定の箇所だけ拡大（もしくは縮小して）しなければならないケース（つまり，完全に視点を変えなければならないケース）には対応できません。その際には，読み手が，対象が移動した（または大きくなった）のではなく，ただ視点が切り替わっただけであることが理解できるように図示しなければいけません。図5.6は，異なる表現形式（絵と写真）を組み合わせた一例です。写真は絵よりも，読み手の感情的反応を引き出すことができます。読み手は，この感情的反応がポジティブ（好き）か，ネガティブ（嫌い）で，情報を読む意欲が変わってきます（図5.6に載っている男性の顔がハンサムかどうかで，読み手の鼓膜の情報に対する関心度が変わると思いませんか）。8章では，説得するメッセージの中で，恐怖心を煽る写真を用いることの是非について詳しく説明しています。

> ❗ **絵や写真など写実的なグラフィックを使うとき**
> 1. どのグラフィックを使うにしても，その正確性について丁寧にチェックする。
> 2. 読み手にわかりやすくするときは，絵を用いること。読み手の関心を引きたいときは，写真を用いる。
> 3. 様々な年齢，性別，民族の人の写真を使うことで，関心が特定の読み手に限定されることを回避する。

5.3.3 グラフィックの配列

　グラフィックを使って一連の出来事や行動を描写する際には，読者が視覚的に正しく解釈できるように配列する必要があります。多くの人は（訳注：横書きの場合，）上から下に読み進めるために，垂直方向に一列に配列する方法が無難です。同様に，ほとんどの人は左から右に読み進める（右から左に読み進める人はあまりいません）ので，水平に配列しても問題ありません。その他のレイアウトだと混乱を招く恐れがありますので注意してください。例えば，グラフィックを四角に配置する場合，最初に左から読むのか，上から読むのかがわかりません。もちろん，それぞれの図に番号を振ることで紛らわしさを解消できなくもないのですが，番号を振ってしまうとその行動を「行う回数」であると誤解される可能性があります。図同士の間に矢印を加えて読む順番を示す方法ならばどうでしょうか。これも，図同士の因果関係を表しているのではないかと誤解されるかもしれません。いずれにせよ，グラフィックを並べる際には，多少スペースを使ったとしても，誤解のないように配列することが重要です。

グラフィックの配列にテキストを追加する

　大部分の読者は，グラフィックの順序が行動の順序であると解釈することができます。しかし，読み書きの能力が低い人たちでは，絵と絵の間，例えば錠剤が溶けるのを待つ必要性があるというように，適切に時間的な「つなぎ」を推論できないかもしれません。そのときは言葉を使って補足することが予防措置となります。例えば，「錠剤が溶ける

▼表 5.1　年齢に基づいた錠剤の服用方法

	12 歳以下の子ども	成人	60 歳以上の高齢者
初回服用量（錠剤）	1	2	2
服用間隔（時間）	8	4	8
2 回目の服用量（錠剤）	1	2	2

まで待ってください」といった注釈を入れるなどです。この方法は，連続的な行動ではなく，「吸入器を押しながら呼吸するように」といった同時進行の行動を説明する際にも有効です。同時進行の行動であることを伝えるには，「同時に」などの言葉を追加することが最も効果的です。グラフィックとテキストを別々に用いなければならないということはありません（3 章参照）。写真と言葉は互いをサポートすることができますし，時にはその組み合わせが必要な場合もあります。追加のテキストは，図の中に記載しても，図のキャプションとして欄外に記載しても，どちらでもかまいません。重要なことは，言葉でグラフィックの不完全さを補うわけでも，グラフィックで文章の不完全さを補うわけでもないということです。「ベスト」にするために共に使用するということです。この互助関係は，テキストとグラフィックが距離的に遠いと効果が薄れます。また，グラフィックとテキストを別々に読む人も多いので，グラフィックの説明をあまりにも長々とテキストで行うのは危険です。行動に関する配列は，表 5.1 のように示すこともできます。

> 行動の順序を説明するとき
> 1. 行動の順序を説明するときには，図だけではなく言葉も使う。キャプションは言葉の情報を追加するのに最適である。
> 2. 重要な情報を提供するグラフィックに直接テキストを追加する（例えば，「同時に」など）。
> 3. テキストを読まなくても，グラフィックの配列が正しく解釈されるかどうかを確認する。

5.3.4　数値データを示すグラフィック

人は，図の要素の意味について予想を行います。例えば，各要素が垂直方向に配置されている場合には，人は上のほうに配置されている要素ほど価値が高いと考えます。食事ガイドラインのリーフレットによく掲載されている「食品ピラミッド」についても，一部の読み手は「食品ピラミッドの上部にある食べ物ほど身体に良い食べ物なので，もっとたくさん食べなさい」というメッセージ内容だと誤解します。

リスクを説明する際に，グラフィックを使用することが役立つことはすでに紹介しました（図 5.2）。しかし，リスクを比較したいときは（例えば，乳がんと肺がんのリスクの比較など），単純に棒グラフで見せるほうが効果的です。リーフレットの中にいくつも棒グラフがあると，読み手にとっては専門的で難しそうに見えるかもしれません。しかし，その必要性があるならば用いるべきです。ただ，その際は，すべてのグラフの

目盛りを統一するほうがよいでしょう。そうしなければ，読み手が結果を誤解してしまう恐れがあります。また，読み手にとってはグラフとは別に注釈を載せるより，直接グラフの上にラベル付けするほうが読みやすくなります。グラフィックの配列と同様に，図の見出しの中に棒グラフが示すメッセージを要約しておけば，読み手の注意を特定の箇所に向けさせ，誤解を避けることができます。表の場合も同様です。表も，読み手の目が重要な情報に向きやすくなるように構成する必要があります。

　表5.1では，横軸が年齢グループを表し，縦軸が指示内容を示しています。こうすることで，どの年齢グループを見るかさえ決まれば，あとは縦軸の指示に従うだけでよいので便利です。どちらを縦軸（もしくは，横軸）にするかは，見出しの長さによって決めます。より長い見出しのほうを横軸に据えるほうが見やすくなります。また，説明ではなく教示する際には，大きくて複雑な表を1つ見せるよりも，小さい表を別々に2つ（例えば，異なる年齢グループごとに）見せるほうが情報をわかりやすく伝えることができます。

❗ もし数値データを含むグラフィックを含めようとするならば……
1. 読み手の想定に沿う形でデータグラフィックを用いる。
2. 軸，目盛り，ラベルなどの細かい部分はわかりやすく共通したものにする。
3. 読み手が図表の見方を理解しているかを確実にする。

5.4　ステージ3：グラフィックとテキストを統合する

　グラフィックを用いて情報を伝える際には，グラフィックを使う目的と適切なグラフィック・スタイルを決めた後に，ページのどこにグラフィックを配置するかを決めなければなりません。グラフィックに道標の役割（特定の箇所を検索しやすくする機能）を持たせるのであれば，ページの余白，またはページの余白近くに配置する必要があります。対照的に，描写的な説明や注釈のような説明に用いるのであれば，それに関連するテキスト（できれば，初出のとき）の近くに配置させる必要があります。

視覚的に近接させることが重要

　1段組みのテキストの場合，テキストで言及された直後にグラフィックが挿入されているほうが読み手は理解しやすいものです。読み手は，テキストからいったん目を離すとどこを読んでいたかわからなくなります。そのため，たとえ同じページ内であっても，グラフィックがテキストから離れた場所にあることを嫌がります。一方，テキストを読み進めた先に自然とグラフィックが置かれていれば，そのような問題は生じません。読み手をグラフィックへ誘導することのメリットについては，インターネットのホームページに関する研究で示されています。その研究では，読み手がどのページからでもワンクリックで見たいときにグラフィックを表示できる場合と，テキストを読み進めた先にグラフィックが表示される場合とを比較しており，読者は，後者のほうがより理解し，記憶していたことを報告しています（Wright et al., 1990）。そのため，リーフレットの

中に明確な形で読む順路があり，読み手が自然に読み進めていけば興味のある項目に辿り着くようになっていることが良いリーフレット・デザインの特徴の1つといえます。

　2段組み，3段組みのテキストだと，グラフィックが複数の段にまたがるので，読み手はどう読み進めればよいかわからなくなることがあります。グラフィックを飛び越えて同じ段を読み進めればよいのか，それともグラフィックで折り返して隣の段の上から読めばよいのかなどと迷うのです。雑誌，新聞，ウェブページでは，特に決まった読み方があるわけではありません。そのため，たとえ読書好きの人であっても，どう読み進めるかは推測するしかありません。ただ，読み手に読み方を考えさせるようなデザインは避けるべきであり，読み手にはメッセージを読み取ることに集中してもらうことが重要です。

　中には，十分なスペースがあるにもかかわらず，ページの真ん中にグラフィックを配置しているリーフレットもあります。この場合，テキストがグラフィックの周りに配置されることになります（図5.7）。これでは読み手の自然な視線の流れを妨げ，メッセージを読み取る邪魔になってしまいます。読み手は，次にどこを読まなければならないのかといちいち探さなければなりません。多少グラフィックのサイズを小さくすることになったとしても，通常の掲載形式を採用するほうが読み手の読むスピードを助け，デ

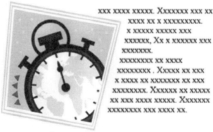

▲図5.7　グラフィックがテキストの流れを妨げると自然な視線の動きが乱れる。この場合，グラフィックをページの横に寄せたほうがよい。

ザインの評価も高くなるはずです。

> リーフレットにグラフィックを配置するときに覚えておくべきこと
> 1. 内容が記載されているテキストの近くにグラフィックを配置する。
> 2. どのようにテキストを読み進めればよいかわかりやすくする。
> 3. 自然に読み進めたときにグラフィックが邪魔にならないようにする。

5.5　終わりに：グラフィックが妨げになっていないかを確認する

　組織からのプレッシャー（矛盾した目標が掲げられているなど）によって，リーフレットが思うようにデザインできないことがあるかもしれません。例えば，質の高いリーフレットが求められているにもかかわらず，締め切りが短いために記事を削除しなければならないケースなどです。そのような問題の解決策は状況や組織によっていろいろです。しかし，読み手に必要な事項を絞り込む（優先順位をつける）ことで，主要なメッセージを届けることができるはずです。あなたの作ったリーフレット（または告知，情報シート，ウェブサイト）が読み手にまったく届かないということは，作成にかかったすべてのコストが無駄になるということです。本章では，健康情報のデザイナーは，グラフィックの目的，読み手への受け入れやすさ，有用なグラフィックの選択肢，そして文書全体への影響，すべてに気を配らなければならないことを強調してきました。それらのために，以下の専門家たちからアドバイスを得ることも役立ちます。
　関連する専門家は以下の人たちです。

- 特定のヘルスケア領域の専門家
- グラフィック・デザイン・スタイルの専門家
- グラフィックや難解なテキストについて曖昧な部分を指摘できる編集の専門家

　これらの専門家からは，リーフレットについて異なる側面からのコメントがもらえます。しかし最も重要なことは，想定する読み手が，こちらが意図したとおりにリーフレットの内容を理解してくれているかどうかをチェックするために「事前テスト」を行うことです。事前テストの細かい実施方法については，3章と4章に記載していますが，デュマス＆レディッシュ（Dumas & Redish, 1999）の本も参考になります。この本のアドバイスに従えば，陥りがちな過ちを事前に回避することができます。ホウツら（Houts et al., 2006）のレビューの中にも掲載されていますが，本章で扱った点を最後にリストとしてまとめます。

> 重要な推奨事項
> 1. 図を用いることで，テキストの中の重要な部分をわかりやすくし，読み手の理解を助ける。

2. 図面，写真，データチャート，いずれにおいても，グラフィックは単純にする。
3. 読み手が，図の特定の関連部分に注意を向けることやグラフィックを正しく解釈することに役立つようなキャプションを付記する。
4. グラフィック表現は，時に文化的なバイアスを与えてしまうことがあることに注意する。写真ではなく，絵を用いることでこれを避けることができる。
5. ページにグラフィックを配置するときは，ページの見た目とともに，テキストを読むときの邪魔にならないようにする。
6. グラフィックを作成するときは，健康の専門家と想定する読み手の両者に協力してもらう。写真は不明瞭な言葉の代わりではなく，テキストは複雑なグラフィックの代わりでもない。両者をうまく組み合わせることで複雑な情報を伝達することができる。
7. グラフィックはテキストを読むときの妨げになることもあるので，出版の前後に（例えば，フォローアップのインタビューを通じて）評価する。そうすれば，あなたは自身の専門分野で成功できるくらいグラフィック・スタイルの知識を高められるだろう。

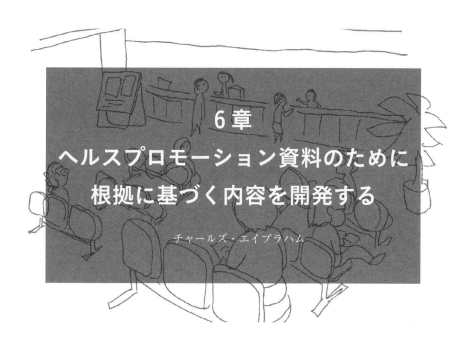

6章
ヘルスプロモーション資料のために根拠に基づく内容を開発する

チャールズ・エイブラハム

　4章では，リーフレット，パンフレットおよびウェブサイトについて，それらの構造をどのようにすれば読み手の情報処理やメッセージの理解を高めることができるのかを探りました。その中で，読み手のトップダウン・プロセスを予測しながら，ボトムアップ・プロセスを構築することが重要であることを説明しました。また，読み手にヘルスプロモーション・テキストを効率的に利用させ，メッセージの意図を理解させやすくするための工夫についても論じました。本章では，それらとは異なる観点として，「有効性（effectiveness）」について考えてみたいと思います。具体的には，4章で説明したように，情報処理過程を強化するデザイン機能を使用するというよりは，信念，態度，および行動変容を促すようなメッセージ内容それ自体の「有効性」を見ていきます。「有効性」を高めるということは，個人の行動変容を生じさせるように，メッセージ内容の影響力を高めることです。その際，リーフレットやウェブサイトの内容に説得力を持たせることが重要です。本章では，特定のメッセージがどのように，特定の認知変容を生じさせるのかについて議論します。その方法として，意図や行動に変化を生じさせる情報提供や信念（考え方）変容について論じます。

学習の成果

本章を読み終えた後，あなたは次のことができるようになります。

1. ヘルスプロモーション資料のメッセージ内容を分析し，メッセージの主旨と意図している効果を読み取ることができる（例えば，そのメッセージは特定の行動変容を狙った情報を伝達しているのか，特

定の信念を持たせるように読み手を説得しようとしているか，など）。
2. 資料をデザインする前には，ターゲット・オーディエンスの何を変える必要があるのかを明らかにする誘発調査の重要性を説明することができる。
3. 行動変容に関わる認知*訳注1 変化を見極めるために重要な理論的枠組みを考察することができる。
4. 行動の促進に関わる認知に対するメッセージ内容の影響度を測定することができる。
5. リーフレットやウェブサイトの内容が行動変容のターゲットと一致しているかどうかを評価することができる。
6. ヘルスプロモーション資料が有効かどうかを確認するために，発行前に事前テストを行う重要性を理解できる。

＊訳注1　考え，経験，感覚を通して得た知識獲得や理解についての精神活動・過程。

6.1　根拠に基づく内容を明らかにする： コンドーム使用のヘルスプロモーション

　本章では，HIVを含む性感染症を予防することを目的に，コンドーム使用を促進させる事例を紹介します。まず，コンドーム使用に関連して明らかになっている修正可能な信念や態度，そしてその他の認知の内容に関して従来の根拠をレビューします。次に，コンドーム使用を促進するようにデザインされたリーフレットについて検討し，それらの内容がコンドーム使用に関係する修正可能な認知についての研究結果とどの程度一致しているのかを調べます。最後に，根拠に基づくヘルスプロモーション・リーフレットの効果についての検証結果を紹介します。ターゲット行動と関連する認知研究は，より効果的なヘルスプロモーション資料をデザインするのに役立つため，これらの研究を論考することはその道筋を示してくれます。

　フィッシャー & フィッシャー（Fisher & Fisher, 1992）は，HIV予防プログラムに関する研究のレビューを行っています。このレビューでは，ほとんどのメッセージが認知（信念や態度など）と行動パターン（コンドーム使用など）の関係性についての根拠に基づいていないために，効果が認められていないと結論付けています。同様に，その後の青少年のHIVリスク軽減に関する介入研究のレビューでも，根拠の重要性が強調されています（Jemmott & Jemmott, 2000）。また，コンドーム使用に関わる認知的先行要因に中程度以上の影響を与えている介入は，認知的先行要因への影響が小さい（もしくは，まったくない）介入に比べて，実際のコンドームの使用状況に対して有意に影響を与えていました。言い換えれば，「対象者がどのように考えているか」に照準を合わせたメッセージは，行動変容に効果があることを示しています。このレビューで用いられた認知的先行要因は，HIV予防の知識，性的快楽のためのコンドーム使用の結果についての信念，コンドーム使用のセルフエフィカシー，およびHIV予防の意図でした。行

動の認知的先行要因（または「認知」）を把握することは，行動変容を促すテキスト作りにおいて基になります。これらの研究は，ターゲット行動を予測する認知的先行要因を明確に教えてくれます。例えば，「コンドームを上手に使用できる」ということに関する自信の度合によって，若者のコンドームの入手や使用が予測できるのであれば，ヘルスプロモーション・テキストの中に，コンドームの入手方法や使用方法を詳細に記載し，強調すればよいのです。この根拠に基づくアプローチを用いたコンドーム使用推進介入の事例については，ブライアンら（Bryan et al., 1996）およびスキャルマ & コック（Schaalma & Kok, 2006）の研究を参照ください。

6.1.1 効果的なテキストに基づくヘルスプロモーション開発の前提条件

健康行動変容のためのリーフレットやウェブサイトの有効性を高めるためには，以下の3つの前提条件が重要になります。

> 前提1. 作り手が，先行研究の結果から，ターゲット行動と関連する認知的先行要因（または，準備行動）を把握している。
> 前提2. ヘルスプロモーション・テキストにある説得的なメッセージが，直接，認知や行動に働きかける。
> 前提3. 読み手が，これらの説得的メッセージを読み，認知処理するように動機づけられる。

しかし，これまでの多くのリーフレットは，これらの前提なしにデザインされ，開発が行われてきました。本章では，これらの前提条件を満たすことが，テキストに基づくヘルスプロモーションの「有効性」を高めるということを論じます。

6.1.2 コンドーム使用の先行要因を見極めること

HIV予防（コンドーム使用を含む）やヘルスプロモーションに関する情報を提供する教育用リーフレットは一般に広く発行されています。それらは，健康教育のために重要な情報発信ツールでもあります。例えば，ドイツの若者を対象とした大規模調査では，若者のうち50％がHIV／エイズやコンドーム使用についての健康教育リーフレットを読んだことがあると回答していました（Bundeszentrale für gesundheitliche Aufklärung, 2004）。したがって，これらのリーフレットの効果を最大化させることによって，大きな影響力が期待できます。しかし，健康教育リーフレットの効果に関する根拠は一貫していません。その原因について，リーフレットの内容が理解されていない，記憶に残っていない，受け入れられていないなど様々なことが考えられます（例えば，Petty et al., 1993）。しかし，さらに残念なこととして，ほとんどの健康教育リーフレットが効果を評価していないことです。

シーランら（Sheeran et al., 1999）は，コンドーム使用に影響しそうな社会・心理的測度に関する根拠をまとめるために，包括的なメタ・アナリシスを行っています。メタ・アナリシスとは，特定の分野における複数の研究について平均的な効果量を算出する分析で，その研究分野の総合的結論を導き出すシステマティック・レビューをさします。

シーランらのレビューでは，研究対象として，少なくとも1つはコンドーム使用の頻度と関連を示す社会・心理的測度（認知的測度を含む）を含んでいます。分析の結果，129の独立サンプルの中から44の異なる社会・心理的な関連要因が明らかになりました。そのうち，ターゲット行動との関係性について，コーエンの基準（中程度以上の効果があるかどうかを判断する基準：Cohen, 1992）を満たしていたものは7つだけでした。それらは，コンドーム使用を予測する4つの認知的先行要因と3つの準備行動でした。認知的先行要因には，①コンドームに対する態度，②コンドーム使用に関連する記述的規範（すなわち，他者がコンドームを使用することについての信念），③コンドームを使用する意図，④妊娠に関わる動機づけ（例えば，性感染症予防と同じように，コンドームの使用によって効果的に避妊できるという信念）の4つが含まれていました。準備行動は，⑤コンドームの携帯，⑥コンドームが使えるかどうかの確認，⑦コンドーム使用についてのパートナーとの話し合い，の3つでした。シーランらは，この結果は，合理的行為理論（Theory of Reasoned Action）に基づくコンドーム使用の概念化を支持するものであり（Sheeran et al., 1999, p. 126），これら4つの認知と3つの準備行動は，より安全な性行為を促すために重要なターゲットになると結論付けています。

　合理的行為理論（Fishbein & Ajzen, 1975）と計画的行動理論（Ajzen, 2001）は，健康行動に関わる認知的先行要因を理解する上で，きわめて有益な情報を与えてくれています。コンドーム使用と認知的先行要因の関連についての先行研究によって，これら2つの理論がどの程度支持されるのかを検証したメタ・アナリシス（Albarracín et al., 2001）においても，この2つの理論の正当性が強く支持されていました。それゆえ，この結果は，シーランら（Sheeran et al., 1999）の研究結果も支持していることになります。これらのレビューは，上記の前提1の条件の中にある，促進したい行動に関連する認知的先行要因を明らかにするものでした。このことからも，説得力のあるテキストの内容を考えるには，まず，その分野のレビューやメタ・アナリシスに目を通しておくことが重要であることがおわかりいただけると思います。

6.1.3　コンドーム推進リーフレットは根拠に基づいているのか？

　続いて，筆者たちは，英国とドイツで発行されているコンドーム推進リーフレットのメッセージが，どの程度根拠に基づいているのかを調べました（Abraham et al., 2002）。これらのリーフレットに含まれているメッセージ内容を分類するために，「理論指定された説得力のある教育的なコミュニケーションへの内容分析アプローチ（Content Analysis Approach to Theory-Specified Persuasive Educational Communication: CAATSPEC; Abraham et al., 2007）」を用いました。研究対象にしたリーフレットは，コンドーム使用に関するものであり，一般的に広く流通している英国のリーフレット36枚およびドイツのリーフレット35枚でした。

　この内容分析研究では，リーフレットに記載されている45種類の説得メッセージを定義する記号化マニュアルの開発も同時に行いました。最も多く含まれるメッセージは，HIV感染の仕組みに関するメッセージ（1リーフレットあたり6〜7メッセージ）でした。その次に多く含まれているメッセージは，感染が疑われる場合，医療従事者に連絡することを促す内容（ほとんどのリーフレットで4〜5メッセージ）でした。ここに

あげられる 45 種類のメッセージのうち，先ほど紹介したメタ・アナリシスにおいてコンドーム使用との関連が認められているものは 20 種類に過ぎませんでした。コンドーム使用の有効性を説明するメッセージは，だいたい 1 つのリーフレットの中に 3 つほど含まれており，89％のリーフレットでは，少なくとも 1 つはそのようなメッセージを含んでいました。さらに，3 分の 2 以上のリーフレットでは，正しいコンドームの使用方法についての説明が含まれていました（1 リーフレットあたり 2 ～ 4 メッセージ）。

一方，コンドーム使用についての他の認知に関わるメッセージはあまり含まれていませんでした。例えば，他者のコンドームの使用状況やコンドームを使用するパートナーを受け入れること（コンドーム使用に関連する規範）についてふれているメッセージはわずかでした。同様に，コンドームの入手，コンドームの携帯，コンドームの使用についてパートナーと話し合うこと，および避妊の効果についてのメッセージもあまり記載されていませんでした。リーフレットにこれらのメッセージが含まれている割合は，1 リーフレットあたり 0.03 ～ 0.64 の例数でした。これらのメッセージを個別に見てみると，コンドームの入手を促すメッセージは英国で 6％，ドイツで 3％でした。コンドームの携帯については，英国で 44％，ドイツで 17％，コンドームの使用についてパートナーと話し合うことを促すメッセージは英国で 1％，ドイツで 17％でした。

図 6.1 は，これらの結果について示したものです。棒グラフは，図の下部に示す 7 つの認知それぞれとコンドーム使用との関係（すなわち，Sheeran et al., 1999 によって観察された相関係数）を示しており，一方，折れ線グラフは，英国のリーフレットが認知

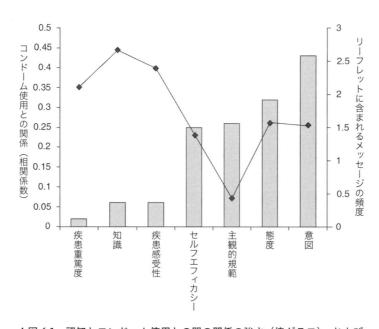

▲図 6.1 認知とコンドーム使用との間の関係の強さ（棒グラフ），および英国のコンドーム使用促進リーフレットにおいて，これらの認知に言及したメッセージの出現頻度（折れ線グラフ）
（Halpern et al., 2004 で報告されている：Abraham et al., 2002）

的先行要因それぞれに焦点を当てたメッセージをどのくらい含んでいるかという頻度を示しています。この図からも，パンフレットに含まれているほとんどのメッセージは，コンドーム使用に関連していないことが明らかです。特に，コンドーム使用に最も強く関連すると考えられている行動の規範的受容（他者がコンドーム使用を受け入れているという信念であり，図 6.1 の中では「主観的規範」と記載されている）については，ほとんどふれられていませんでした。

広く配布されているこれらのリーフレットでは，主に HIV 感染についての情報や安全でない性行為による性感染症リスクに関する警告内容が掲載されていました。その一方で，これらのリーフレットの内容には，先行研究によってコンドーム使用に強く関連することが明らかにされている認知的先行要因や準備行動に関するメッセージがほとんど含まれていませんでした。このことから，研究者らの努力によって前提1は達成されていますが，リーフレット・デザイナーらが取り組むべき前提2はまだ達成されていないことがわかります。概して，英国とドイツのコンドーム推進リーフレットは根拠に基づいていないと言わざるを得ません。また，両国の間で，リーフレットに含まれるメッセージのタイプにはいくつかの相違が見られますが，メッセージの内容自体に文化的な独自性はほとんど見られませんでした。

6.2 メッセージ内容の選定およびデザインのための有用モデル

情報−動機づけ−行動スキル・モデル（以下，IMB モデル）（Fisher & Fisher, 1992；図 6.2 参照）は，ヘルスプロモーション・テキストに必要なメッセージのタイプを考える際に役立ちます。このモデルでは，対象者（私たちが健康的な行動パターンを採用させるように説得したい人）には，①多くの情報，②動機づけを高める示唆，および（または）③目標行動を実行するためのスキルを高めるための教示，の3つを与えることが必要と考えられています。

6.2.1 誘発調査

IMB モデルは，私たちがターゲットとする集団が特定の行動に関連した情報を持っているのかどうか，このターゲット集団の間で動機づけを高めるためにキーとなる決定因が適切なのかどうか，そしてターゲットとする集団が，動機づけの段階から行動に移

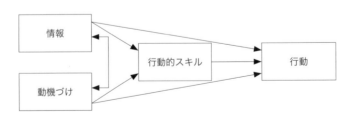

▲図 6.2　情報−動機づけ−行動スキル・モデル（Fisher & Fisher, 1992 を参照）

るために必要なスキルを持っているのかどうかを見極める必要があると唱えています。例えば，十分に情報を持っているけれども行動を変えるつもりがないターゲット・オーディエンスに，情報だけしか掲載されていないヘルスプロモーション資料を提供しても効果は期待できません。私たちは，ヘルスプロモーション資料を作成する前に，どのような認知的変化が対象者の行動変容につながるのかを知る必要があります。例えば，性感染症に関する情報を提供するよりも，コンドームの受け入れやすさを高め，コンドームの使用方法を教えるほうが，若者のコンドーム使用を促進させる可能性が高いとされています。したがって，効果的なヘルスプロモーション・テキストのデザインの成否は，先行研究からターゲット行動の決定因を調べ，情報，動機づけ，行動スキルのうち，何が欠けているのかを特定できるかどうかにかかっています。このような調査は「誘発調査（elicitation research）」と呼ばれ，しばしばターゲットとする集団を対象にインタビュー形式や調査形式で行われます。この研究結果から，テキスト・デザイナーは，どのような認知的変化が行動変容を起こすのかを把握することができ，前提2を満たすテキスト・デザインの作成に役立てることができます。

　上記で紹介した欧州のコンドーム推進リーフレットの研究を見ればわかるように，多くのヘルスプロモーション・テキストは，既存の根拠や誘発調査の結果に基づいて作成されておらず，どのような種類のメッセージが必要で，しかも説得力がありそうかという，いわば経験則のもとにデザインされています。多くのデザイナーは，コンドームを使用しないことのリスクを強調する必要があると経験的に考えているのかもしれませんが，実際は，ターゲット・オーディエンスの自信やスキルの欠如のほうがコンドーム使用に対して大きなバリア（障壁）になっています。もし，ヘルスプロモーション・テキストのデザインに先立ち，適切な誘発調査を行われていなければ，そのテキストは，重要な内容の欠如（情報，動機づけ，スキルの欠如）により，読み手の健康を守ることができないかもしれません。したがって，根拠に基づいた前提2を満たすヘルスプロモーションにするためには，誘発調査の実施が不可欠です。

　もちろん，時には，ターゲット・オーディエンスが必要としている上記以外の情報も重要になることがあります。その場合も，誘発調査によって，どのような情報が必要とされているかを洗い出します。読み手が興味を持っている情報を提供しなければ，読み手はテキストを詳細に読もうとせず，新しい知識を得ることもないでしょう。コールターら（Coulter et al., 1999）は，情報リーフレットに含まれている患者のための情報を54にまとめています。さらに，彼らは，患者が求める情報について，フォーカスグループ・インタビューを用いた誘発調査も行っています。その結果，彼らがまとめた情報と患者が求めている情報とが一致していないことが明らかになりました。彼らは，患者が答えてほしいと考えている質問のリストを作成し，それらに答えられるように情報リーフレットを修正することを推奨しています（Box6.1参照）。ヘルスプロモーション・テキストの場合は必ずしも患者向けに書かれているわけではありませんが，同様の原則が適用できます。読み手が興味のある質問に答えている情報であれば，読み手は興味を持つはずです。しっかりと誘発調査を行えば，リーフレットやウェブサイトにどのような情報を掲載すべきかが見えてきます。

> **Box6.1**
> 患者は何を知りたがっているのか？
>
> コールターら（Coulter et al., 1999）によれば，患者が知りたがっている内容は以下のことです。
>
> ・病気の原因は何なのか？
> ・私だけか？　他の患者と比べてどうなのか？
> ・病気を改善するために，何か自分でできることがあるのか？
> ・検査や調査の目的は何なのか？
> ・その他の治療法にはどのようなものがあるのか？
> ・治療を受けることのメリットは何なのか？
> ・治療を受けることのリスクは何なのか？
> ・この問題のために，必ず治療を行う必要があるのか？
> ・治療によって症状が緩和されるのか？
> ・回復するまでにどれくらいの時間がかかるのか？
> ・副作用の可能性はあるのか？
> ・治療は気分や感情にどのような影響を及ぼすのか？
> ・治療は性生活にどのような影響を及ぼすのか？
> ・この病気によって，将来どのようなリスクが考えられるのか？
> ・治療のためにどのような準備をすればよいのか？
> ・入院する場合，どのような手続きで進められるのか？
> ・いつ家に帰ることができるのか？
> ・私の介護者は何を知っておく必要があるのか？
> ・早期に回復するにはどうすればよいのか？
> ・リハビリには，どのような選択肢があるのか？
> ・将来，再発や新たな病気を予防するにはどうすればよいのか？
> ・病気や治療についてのさらに詳しい情報はどこで入手できるのか？

6.2.2　動機づけに照準を合わせる

　残念なことに，有用な情報を提供したからといって，必ずしも読み手が行動変容へと動機づけを高めるとは限りません。これまでに，動機づけに重要な要素に関する先行研究に基づいて，合理的行為理論や計画的行動理論（Ajzen, 2001; Fishbein & Ajzen, 1975）など様々な理論・モデルが開発されてきました。これらの理論はフィッシュバインら（Fishbein et al., 2001）によって統合されたものです。彼らは行動の前提条件を以下の3点にまとめています。

1. 強い意図があること
2. 行動を実行するために必要なスキルがあること
3. 行動を妨げる環境上の制約がないこと

　これらの前提条件は，動機づけ（すなわち意図）と行動スキルを含んでいる点で

IMB モデルと一致しています。この枠組みでは，情報，動機づけ，スキルの欠如が行動を阻害しているわけではなく，むしろ環境が動機づけや行動の実行を妨げていることを強調しています。ここでいう環境が何に当たるかは，ターゲットの行動の種類によって変わってきます。例えば，手洗いを推奨する場合，手軽に利用できる魅力的な手洗い施設や速乾性のハンドドライヤーが備わっていることが重要となります。したがって，誘発調査では，ターゲット行動の環境プロンプト（行動を促進する環境要因）とバリア（行動を阻害する要因）を調査することになります。

フィッシュバイン（Fishbein et al., 2001）の枠組みでは，動機づけ（または意図）を強化し，維持する認知的先行要因をリストアップしています。それらは，

1. その人が，その行動を実施する不利益（またはコスト）よりも利益（または恩恵）を強く認識している。言い換えれば，その人がその提案された行動に対してポジティブな態度を示している。
2. その人が，その行動に関する社会的な（規範的な）プレッシャーを感じている。これには，その人が，他者がその推奨されている行動を受け入れており，すでに実施していると考えていることなどが含まれる。
3. その人が，その行動は自己イメージと一致していると信じている。言い換えれば，その人が，推奨されている行動を実施することは，自分の体裁をよくすることであり，自分がどう見られたいかということと一致している。
4. その人が，行動を実施することでポジティブな感情になると考えている。したがって，私たちは，行動が有益であるだけでなく，対象者がその行動を実施しているときやその後に気分がよくなると信じさせたい。
5. その人が，その行動を実行できると信じている。このことは，セルフエフィカシーが高くなるともいう。もし，人が自分の行動を起こすためのスキルや能力が不足していると考えている場合は，行動を維持することは困難である。

IMB モデルとフィッシュバインの枠組みは，動機づけや行動の認知的先行要因に関する多くの研究結果をまとめたものです。これらは，行動変容を促すヘルスプロモーションにおいて，ターゲットとすべき認知的先行要因を決定する際に有益な始発点となります。まずは，この種の理論的枠組みに基づいて誘発調査に着手することが，ヘルスプロモーション・テキストが前提 2 を達成するために最良の方法といえます。

6.2.3 セルフエフィカシーとスキルに照準を合わせる

自分の成功を強く信じている人は，より困難な目標を設定し，より多くの努力を重ね，より柔軟な問題解決戦略を講じ，さらに最終的には成功すると信じているために決してあきらめることはありません。セルフエフィカシーの強さは，パフォーマンスに対する懸念や，例えば個人の能力不足を心配したり，課題の要求を過大評価することなく，課題に集中させる働きがあります。課題に集中することができれば，パフォーマンスへの不安は軽減します（Bandura, 1997）。セルフエフィカシーは，動機づけと行動スキルを向上させ，効果的な行動変容のために重要な前提条件となります。バンデューラ

(Bandura, 1997) は，セルフエフィカシーを高めるために4つのアプローチを示しています。まず，1つ目は，遂行行動を達成すること（すなわち行動の成功経験）であり，以前に同様の課題に成功した経験があれば，新しい課題に対しても自信が高まります。例えば，教師やトレーナーが，課題の難易度をコントロールし，自信とスキルの向上に合わせて，課題の難易度を調整すれば，学習者を成功に導くことが可能です。2つ目のアプローチは，他者，特に自分と似たような特徴を持つ人の成功を観察させることです。肯定的な役割モデル（すなわち成功した他者）の観察は，セルフエフィカシーを高めさせます。3つ目は，自らの生理的反応とその反応についての解釈によって，セルフエフィカシーに影響を与えることができます。例えば，パフォーマンス中の不安はセルフエフィカシーを低下させ，そのために不安を軽減させ，覚醒状態の再解釈を（いつものように）促す介入は高いパフォーマンスを発揮させます。最後は，成功体験やモデリングが行えない場合に，言語的に説得することでセルフエフィカシーを高めるアプローチです。これは，最も重要なアプローチです。その人の技能や過去の成功を褒めたり，似たような他者が同じ課題に挑戦し，成功した話を聞かせることで（これにより，規範が変化します）説得します。このように，ヘルスプロモーション・テキストのメッセージは，コンドームの携帯や使用などの特定の行動に関連した読み手のセルフエフィカシーを高めるようにデザインすることが重要です。例えば，「取り扱いにちょっと慣れれば，少しの練習で誰でも簡単に性的快楽を妨げることなくコンドームを使用できます」というメッセージは，「みんなが簡単にできるのであれば，私にもできるはずだ」と受け取ってもらえ，読み手のコンドーム使用に関するセルフエフィカシーを高めることができます。さらに，コンドームの使用方法や取り扱いに関するアドバイスと組み合わせれば，さらにコンドーム使用に対するセルフエフィカシーを高めさせ，コンドームを取り扱うスキルの向上にもつながります。

　新しい行動パターンを獲得したり，既存の不健康習慣を改善するために必要なスキルは数多くあります。ヘルスプロモーション・テキストの中に，セルフエフィカシーを高めるメッセージや明確な教示を提供することによって，読み手にそのようなスキルの練習を行うように説得することができます。中には，新しい運動スキルが重要になるものもあるかもしれません。例えば，3章では，喘息のための吸入器やスペーサーの正しい使用方法を説明するために，ヘルスプロモーション・テキストをどのようにデザインするべきかについて紹介しました（図3.3参照）。感染予防として手洗いなどの簡単な動作でも，正しく実行するためには明確な教示を行う必要があります。誘発調査によって，対象者がそのスキルにどのくらい精通しているのか（もしくは，未熟なのか）を明らかにしておかなければなりません。その調査結果に基づき，ヘルスプロモーション・テキストは，目標行動に関して，低下しているセルフエフィカシーやスキルの向上を狙ってデザインすることができます。

　行動変容を促すには，ソーシャル・スキルも重要です。他者にサポートを求めることで行動変容することが容易になります。例えば，パートナーとのコンドーム使用について話し合いを行ったり，伝統的ではあるが不健康な料理を食べない理由を上手に説明するスキルは，健康を促進する習慣を確立させる上で重要です。対象となる読み手にとって誰が助けとなるのかを明らかにし，援助を求めることに関係するセルフエフィカシー

を高めるようにメッセージをデザインすると，ヘルスプロモーション・テキストの効果をさらに高めることができます。

　スキルの第3グループは，自己制御スキルとして知られているものです。このスキルは，以下のような手順で行われる認知的スキルです。まず，現在の行動を続けた場合の長期的影響について考え，現在の行動を評価し，新しい目標を設定させます。さらに，他の要求に直面してもその目標を優先させ，行動を計画し，目標達成のための適切な努力を行わせます。これらのスキルの促進については，7章でさらに詳しく説明しますが，注意深くデザインされたヘルスプロモーション・テキストを使用することで，このスキルを身につけさせることは可能です。例えば，シャインク ＆ ゴードン（Schinke & Gordon, 1992）は，黒人の若者を対象に，安全な性行為の推奨を目的とした介入を紹介しています。この介入は，四コマ漫画のキャラクターやラップ・ミュージックの韻を使用した本を用いて，黒人文化に合わせて行われました。その狙いは，避妊具を使わない性行為につながる相互関係を制御したり，中断させるように言葉をうまく使いながら，セルフ・モニタリングと計画のスキルを身につけさせることにありました。「Stop（立ち止まって考える）」「Options（選択肢を考える）」「Decide（決定する）」「Act（実行する）」「Self-Praise（自分を褒める）」の頭文字であるSODASがこの介入で使用されました。最初のステップである「Stop」では，例えば，性行為に関連する失敗によって引き起こされるネガティブな状況（ネガティブな感情なども含みます）に焦点を当てています（例えば，「立ち止まって考えよう，その行動の意味を。今日，明日，そして何年も続くあなたの未来のために……」）。これがフィッシュバインの枠組み（認知的先行要因1と3参照）にある動機づけの認知的先行要因とどのように関連しているのかを考えてみてください。この介入で用いたテキストでは，読み手がリスクのある状況においてどのように振る舞うべきかを考えさせるようにデザインされています。単に情報を提供したり，信念を変えさせることではなく，読み手がよりよい未来を選択するための認知的能力を高める支援を行うことが目的です。このケースでは，読み手の自己制御スキルを高めるために使用されています。

6.3　認知ターゲットにメッセージをマッチングさせる

　さあ，様々な認知の変化に対応させたメッセージ作りの練習を行いましょう。まずは，Box6.1をもう一度見てください。このBoxに示されている質問に答えることができるリーフレット，またはウェブサイトであれば，患者が望む情報を提供できているといえます。次に，Box6.2を見てください。このBoxには，フィッシュバインの枠組みに含まれている主要な認知（コンドーム使用に関連するもの）に対する説得的なメッセージがリストアップされています。では，ヘルスプロモーターが対象にしそうな他の行動(例えば，運動量の増加，または摂取カロリー制限など）を考えてみてください。まず，①あなたが選んだ行動に関して，読み手が望むであろう情報を含むメッセージを書き出し，②フィッシュバインの枠組み（Fishbein et al., 2001）にあるそれぞれの認知をあなたが選んだ行動に関連させてメッセージを作ってみてください（Box6.2に倣って書いてく

> **Box6.2**
>
> コンドーム使用に関連してフィッシュバインの枠組み（Fishbein et al., 2001）によって明らかにされた重要な認知をターゲットとするメッセージ
>
> **コンドーム使用の利点（または，恩恵）を促進するメッセージ**
> ・コンドームは HIV／エイズ予防に効果的です。
> ・コンドームは正しく使用すると妊娠を防ぎます。
> ・コンドームを使用すると性行為の時間を延ばすことができます。
>
> **コンドーム使用に関する社会的プレッシャーの認識を促すメッセージ**
> ・ほとんどの若者はコンドーム使用を受け入れています。
> ・性に積極的な若者のほとんどは，コンドームを携帯しています。
> ・あなたの大切な人は，あなたがコンドームを使用して身を守ることを望んでいます。
>
> **肯定的な社会的イメージとその行動との一致を促進するメッセージ**
> ・使用できるコンドームを持って，それらの使用法を知っていることは，あなたが思慮深く，責任感があることを示しています。
> ・コンドームを適切に使用できることは，成熟し，性的に有能であることを示しています。
> ・コンドームの携帯と使用は，計画的な人生設計にもつながります。
>
> **否定的な感情よりも肯定的感情を促進するメッセージ**
> ・コンドームを使用することで，翌日には心配することなく目覚めることができます。
> ・コンドームを使用することで，安心して楽しむことができます。
> ・コンドームを使用することで，あなたとあなたのパートナー双方の安全を守っていることを実感できます。
>
> **自信やセルフエフィカシーを促進するメッセージ**
> ・街中でボランティアが配っているコンドームは簡単に入手することができます。次に外出したときにもらってみましょう。
> ・少しの練習で，コンドームをすばやく装着し，使用することができます。練習してみましょう。
> ・多くの若者が性行為の前に，コンドームの正しい使用方法について話し合うことができます。

ださい）。

　その作業が完了したら，リーフレットかウェブサイトかを選択し，そのテキストをメッセージごとに分割してください。メッセージは，1つのセンテンスだけで完結しているかもしれませんし，1つのセンテンスに複数のメッセージが含まれているかもしれません。それぞれメッセージごとに，何をターゲットにしているのかを決めてください。例えば，情報提供か，規範的な信念の変化か，セルフエフィカシーの向上か，自己制御

スキルの教示かです。この作業によって，英国とドイツのコンドーム使用促進用のリーフレットの内容をコード化したときと同じような形で，メッセージをコード化することができます（Abraham et al., 2002）。この作業は，説得力のあるテキストを完成させる前に必ず行わなければならない重要な内容です。読み手の認知や行動を変えることができる効果的なテキストをデザインするためには，それぞれのメッセージによってどのような変容を起こさせたいのかを明確にしておく必要があります。最後に，あなたのリーフレットやウェブサイトは，6.1.1 に示した前提 1 ～ 3 を満たしていますか。もし満たしていないのであれば，どのように改善すればよいでしょうか。

6.4 根拠に基づくコンドーム使用促進リーフレットの有効性を改善する

　エイブラハムら（Abraham et al., 2002）によって検証されたリーフレットの中のいくつかは，前提 2 と合致していました。例えば，コンドーム使用に関連する認知に言及した 20 種類のメッセージタイプのうち 19 種類を含んでいるリーフレットがありました。このリーフレットは，ドイツ連邦保健教育センター（Bundeszentrale）によって作成された「確実に安全な性行為」というタイトルのものでした。その中で繰り返されていたメッセージは，①コンドーム使用の積極的なアウトカム（性感染症や妊娠を防ぐことなど）を強調するメッセージ，②他の人がコンドームを使用していて，彼らがその使用を良しとしているメッセージ，③コンドームの使用方法を読み手に指導し，簡単に扱えることを伝えるメッセージ，④コンドーム使用を促すメッセージ，⑤コンドームの携帯を促すメッセージ，⑥読み手にコンドーム使用についてパートナーと話し合うことをすすめ，その際にどのように話し合えばよいかを教示するメッセージ，などでした。このように，このリーフレットの内容には，コンドーム使用に関わる幅広い認知と準備行動が網羅されていました。読み手がこれらのメッセージに呼応すれば，頻繁にコンドームを使用するようになるはずです。

　この「確実に安全な性行為」のように，十分に吟味されたリーフレットであって，読み手のメッセージに対する動機づけを強めることができれば，さらにリーフレットの効果を高めることができます。説得的コミュニケーションの研究では，メッセージを体系的に深く情報処理するほうが，表面的に浅く情報処理するよりも安定した認知の変化をもたらすことが示されています。人が体系的にメッセージを情報処理するかどうかは，その人がメッセージを積極的に理解し，受容しようとしているかどうか（動機づけが高いかどうか）に依存することが明らかになっています（Petty & Cacioppo, 1986）。ペティら（Petty et al., 1993）は，「メッセージによって，読み手の動機づけを高め，その情報について考えさせることは，好ましい認知的・感情的反応の生起につながる。これにより，より確実な態度の変化を生み出すことができる」と述べています。

　クラーエら（Krahé et al., 2005）は，外部報酬によって読み手のリーフレットへの関心を高め，リーフレットの効果を高めることができるかどうかを検証しています。彼らは，「確実に安全な性行為」を読んだ若者を 2 つのグループに分け，リーフレットのメ

ッセージ内容についてのクイズを行ってその結果を比較しました。一方のグループには，クイズに正解すると，抽選で魅力的な音楽景品がもらえることを伝えました。そのねらいは，読み手がクイズのためにメッセージに対して一生懸命に注意を払い，読み返すように促すためです。ドイツ連邦保健教育センターの「確実に安全な性行為」リーフレットの中にもクイズが掲載されており，クイズの回答者を対象に賞品の抽選が行われていました。そのため，この方法は，実際のヘルスプロモーションにおいても実用的で安定的な利点が示されているといえます。

　私たちの疑問は，クイズや商品の抽選などを含めるとリーフレットの効果が高まり，その結果，コンドーム使用に関するより大きな認知的変化が生じるのかどうかということでした。これらを検証するために，両グループの参加者がリーフレットを読む前後で，コンドームの使用に関連する認知についてのアンケート調査を行いました。

　アンケートには，態度に関する評価測度が3つ含まれていました。それらは，コンドーム使用についての一般的な態度（コンドームの使用は性行為を白けさせる，など），新しいパートナーとのコンドーム使用についての態度（新しいパートナーとはコンドームを使用するほうが賢明である，など），親密なパートナーとのコンドーム使用についての態度（親密なパートナーとコンドームを使用するのはうれしい，もしくはうれしくない，など）です。また，規範的信念も測定されました。これらには，コンドーム携帯などの準備行動に関する規範的信念（私が知っているほとんどの男子は，夜中に外出するときにコンドームを持っている，など），他人のコンドーム使用の受け入れに関する規範的信念（私にとって大切な人は，私がコンドームを使うべきだと考えている，など）を含んでいました。コンドームの準備行動のセルフエフィカシー（あなたが家にコンドームを常備しておくのはどのくらい簡単か，あるいは難しいか，など）や使用時のセルフエフィカシー（私は新しいパートナーと性行為をするたびにコンドームを使用する自信がある，など）についても測定されました。他にも，パートナーとのコンドーム使用（コンドームを使用すべきであることを新しい性的パートナーに躊躇なく提案する，など）や，妊娠の動機づけ（コンドームは避妊のためによい方法である，など）について質問しました。動機づけは，意図の強さを評価すること（私は新しいパートナーと性行為をするたびにコンドームを使用するつもりだ，など）によって測定しました。

　その結果，リーフレットと動機づけを高めるインセンティブ（すなわち，クイズや賞品抽選）との組み合わせによって，10の認知尺度のうち6つ（一般的な態度，新しいパートナーとの態度，親しいパートナーとの態度，準備行動のセルフエフィカシー，コンドーム使用のセルフエフィカシー，および意図）の平均スコアが高くなりました。リーフレットは，動機づけを高めるためのインセンティブと組み合わせることによって，より多くの認知的変化を生じさせ，リーフレット単独よりも効果的にコンドーム使用の認知を促進させました。この結果は，テキストの内容をターゲットに合わせることと同様に，読み手のヘルスプロモーション・テキストの利用方法や読み手の注意を引きつける教示方法についても検討しなければならないということを示しています。読み手の注意を引きつけ，テキストを読む意欲を高めることができれば，彼らがテキストのメッセージによって行動を変容させる可能性が高くなります。それにより，前提3を達成することができます。

この研究は，ヘルスプロモーション資料を作成する際の事前テストの一例と見ることもできます。3章や4章でも事前テストの重要性についてふれましたが，事前テストの必要性を再び強調したいと思います。事前にターゲット・オーディエンスからサンプルを抽出し，リーフレットやウェブサイトの影響力を検証しておくことで，読み手の注意を喚起しそうなメッセージ内容や方法を特定することができます。例えば，読み手は作り手が意図したとおりにメッセージを解釈しているか，読み手はリーフレットを魅力的に感じているか，読み手はテキストを読み返したいと思っているか，などの検証です。印刷前に問題点を洗い出し，それらを改善しておくことでその有効性を高めることができます。

6.5　結　論

　本章では，ヘルスプロモーション・テキスト（例えば，リーフレットやウェブサイト）のメッセージが行動変容の目標を明確にする点について焦点を当ててきました。具体的には，メッセージ内容をターゲット行動に関する認知的先行要因の変化と一致させることが効果的なテキストにつながることを述べました。

　行動変容を引き起こす認知的先行要因は，理論的枠組み，もしくは誘発調査に基づいて明確にする必要があることにふれました。その中で，動機づけの構成要素を理解するための理論的枠組みとして，IMBモデルとフィッシュバインの枠組みを紹介しました。次に，誘発調査を通じて，ターゲットとする読み手がすでに知っていること，考えていること，そしてできることを押さえておくことが効果的で説得力のあるテキストをデザインする上で不可欠であると述べました。

　皆さんには，メッセージが読み手に対してどのような行動変容を目標としているのかを正確に知るために，ヘルスプロモーション・テキストの内容を注意深く分析することをおすすめします。この点が，ヘルスプロモーション・テキストのメッセージによって，ターゲット・オーディエンスの行動変容を確実に引き起こすための第一歩です。

　最後に，読み手にヘルスプロモーション・テキストを慎重に読んでもらい，さらに何度も読み返すように動機づけることができれば，読み手の認知と行動変容をより確実に促すことができます。そのために，読み手の関心を引くようなテキストの見せ方も重要になります。メッセージの内容と見せ方によって効果的に行動変容を導くためには，資料の事前テストが不可欠です。次の7章と10章では，様々な行動変容技法について検討し，このアプローチが個人レベルでどのように適用されるのか，すなわちコンピュータ・テイラリングを用いて個別化された行動変容目標にメッセージを合わせることについても論じます。

注
本章で紹介した研究の一部は英国の国立健康研究所（NIHR）によるものですが，その結果の解釈は著者によるものであり，必ずしもNIHR，または英国保健省によるものではありません。

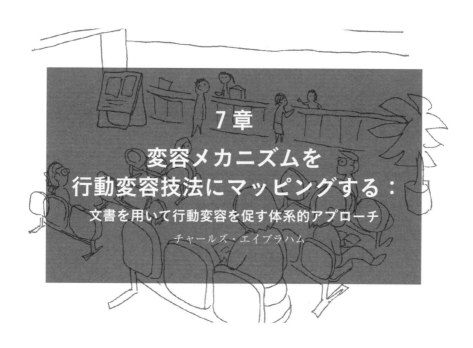

7章
変容メカニズムを行動変容技法にマッピングする：
文書を用いて行動変容を促す体系的アプローチ

チャールズ・エイブラハム

　6章では，健康関連行動に関わる認知を変化させるために，テキスト内容をどのようにデザインすればよいのかを見てきました。また，広範囲にわたる研究から得られた統合的な理論枠組みがどのように認知の目標，あるいは変容メカニズム*訳注1を明らかにすることができるのかについて述べてきました。動機づけの強化や行動変容の促進を目的とする資料を作成する際に最初に行う重要な作業は，何を変化させるべきかを明確にすることです。本章では，6章で示した知見をさらに発展させていきます。そのため，皆さんには，まず6章を先に読んでおくことをおすすめします。

　本章では，特定の変容メカニズムを活性化させることを目的としたヘルスプロモーションの文書（例えば，パンフレット，リーフレット，または，ウェブサイト）について解説します。また，よくターゲットにされている変容メカニズムをリストアップし，それらの変容メカニズムを活性化させる行動変容技法についても提示していきます。

　6章のBox6.2では，動機づけを規定する5つの重要な認知に対して，どのような文書が影響を与えるのかをフィッシュバインの枠組みに従って検討しています。その中で，セルフエフィカシーを高めるメッセージについても見ています。セルフエフィカシーは，多くの健康関連行動の変容を促す上できわめて重要な役割を果たします（8章：人々を脅してやらせる？再考！，9章：メッセージ・フレーミング，10章：ヘルスプロモーション・メッセージのコンピュータ・テイラリング，も参照ください）。これまでに，すでにセルフエフィカシーを高めるために様々な技法が明らかにされています（Bandura, 1997）。したがって，ヘルスプロモーターが行うべきことは，セルフエフィカシーが行動を予測するかどうかを検証することではなく，セルフエフィカシーを効果的に高めるために，どの行動変容技法を用いるかを決定し，その技法を実践することです。

---

*訳注1　変容メカニズムとは，特定の健康行動を変容させる機序をさし，本章では，この変容メカニズムを活性化させるための行動変容技法が紹介されている。

これを行うことが，対象者の動機づけを高め，行動変容を促すためになすべきことなのです。さらに言えば，ヘルスプロモーターは，セルフエフィカシーだけではなく，ターゲットとする行動を変容させるために必要な意識，動機づけ，およびスキルに対しても効果的な行動変容技法を明らかにし，適用しなければいけません。効果的なヘルスプロモーションを行うためには，ターゲット行動の先行要因や決定因（行動変容を促すためにまず変容させなければならない要因）を変化させるための行動変容技法を，介入の中にマッピングする（関連づける，組み込む）ことが必要になります。その上で，最終的に，これらの行動変容技法を含んだテキストを慎重に作成するのです。

　ほとんどすべての行動変容介入（文書に基づく介入を含む）では，明示しているかどうかは別にして，変容メカニズムや変容メカニズムに働きかける行動変容技法が含まれています。本章では，ヘルスプロモーターが，行動変容のためのテキストをデザインする際に役立つように，これまでの介入で使用されてきた40種類の行動変容技法を紹介していきます。

学習の成果

本章を読み終えた後，あなたは次のことができるようになります。

1. 効果的な介入をデザインすることの重要性を理解できる。
2. 「介入マッピング」の計画過程においてキーとなる要素を考えることができる。
3. 6章をもとにして，介入のためのテキストをデザインする際に変容目標として選択された動機づけや行動（認知を含む）に先行する修正可能な要因（先行要因）を明らかにできる。
4. 動機づけの向上や行動変容の促進に必要な変容メカニズム，および変容メカニズムを活性化させる行動変容技法を選択することができる。
5. 適切な行動変容技法を選択し，それらを適切に組み合わせて介入をデザインすることができる。
6. 行動変容介入を評価することができる。

7.1　計画づくり，誘発調査，および変容メカニズムを行動変容技法にマッピングする

　行動変容のための介入を計画する際には，以下の質問について慎重に吟味し，答えられるようにしておく必要があります。

1. 介入が必要な問題は何なのか。
2. 行動を変える必要があるのは誰か。

3. 変容させる必要があるのはどのような行動なのか。
4. 意識，動機づけ，およびスキルの変化（6章の情報−動機づけ−行動スキル・モデルも参照ください）を促進させるにはどのような変容メカニズムが必要なのか。
5. 特定の変容を生じさせるためにどの行動変容技法を用いることができるのか。どのようにこれらの行動変容技法を，ヘルスプロモーションの資料に記載する（組み込む）か。

　計画を立てることは介入の有効性を高めるために重要なことです。ピータースら（Peters et al., 2009）は，性行為，薬物乱用，および栄養摂取をターゲットにした学校ベースのヘルスプロモーション介入の効果についてレビューを行っています。その結果，学校ベースの介入において，介入効果が高い介入には，以下の5つの特徴があることを明らかにしました。

1. 介入デザインの中に理論を用いている。
2. 社会的影響，特に社会的規範に焦点を当てている。
3. 認知および行動的スキルに焦点を当てている。
4. 介入実施者にトレーニングを行っている。
5. 介入の中に複数の構成要素を含めている。

　ヘルスプロモーターは，問題に関連する変容メカニズムに合った適切な「理論」を選択しなければいけません。しかし，すべての問題がピータースらの言う規範や行動スキルの変容と関係しているわけではなく（ほとんどの問題で関係していますが），複数の技法を必要としているわけでもありません（だいたい複数の技法が必要ですが）。そのため，ピータースらの研究が介入のための青写真（指針）であるとまではいえません。ただ，行動変容を成功裏に行わせるためには，関係する変容メカニズムを注意深く明確にした介入を計画することを強くすすめます。
　これに関連して，バーソロミューら（Bartholomew et al., 2011）は，「介入マッピング（intervention mapping）」という，介入計画を立てる際の体系的な指針を提唱しています。この介入マッピングでは，以下のような相互に関連する計画ステージが示されています。

ステージ1：ニーズの評価
ステージ2：マトリックス
ステージ3：理論に基づく介入方法および実践への適用
ステージ4：介入プログラム
ステージ5：採択と実施
ステージ6：評価の計画

　本章では，この中のいくつかのステージについて概観していきます。本章の他にも，コックら（Kok et al., 2004）による介入マッピングの紹介や図10.1「計画されたヘルスプロモーションの概要モデル」もぜひ参照ください。

6章で説明した誘発調査は，ステージ1の「ニーズの評価」において重要です。どの行動を変容させるべきかを把握することは不可欠です。次に，行動変容につながる変容ターゲットおよびそのメカニズムを明らかにしていきます。このことは，修正可能な先行要因や決定因（認知のように）を明らかにするところ，すなわち介入マッピングの中での「マトリックス」ステージで行われます。次のステージは，「理論に基づく介入方法および実践への適用」です。ここでは，修正可能な先行要因が行動変容技法と関連づけ，さらにその行動変容技法をターゲット集団に配布する資料の中に組み込みます。本章では，この変容メカニズム（先行要因や決定因）を行動変容技法の中にマッピングする手続きについても論じます。また，その後に行う重要な手続きである「評価」についてもふれていきます。

7.2　介入計画の試み

現在，過体重や肥満と判定された人々が増え続け，ヘルスサービスの分野において大きな問題となっています。いくつかの商業プロバイダー（民間会社）は，地方自治体や保健医療当局の要請を受けて減量教室を開講しています。想像してみてください。この減量教室の効果を最大化するためには，どのようなことを行えばよいでしょうか。読み進める前に，先に示した1〜5の質問に答える形で簡単に考えてみてください。質問1「介入が必要な問題は何なのか？」の答えは，すでに「減量」であることがわかっています。では，質問2「行動を変える必要があるのは誰か？」はいかがでしょうか。おそらく，減量教室の参加者およびプロバイダーの両者が変わる必要があるでしょう。質問3「変容させる必要があるのはどのような行動なのか？」については，最初は参加者に焦点を当て，食行動や身体活動の変容を図ってみるのがよいのではないでしょうか。

ここで，表7.1にリストアップした11の変容メカニズムについて考えてみましょう。これらは，質問4「意識，動機づけ，およびスキルの変化を促進させるにはどのような変容メカニズムが必要なのか？」に対する答えでもあります。参加者の減量効果を高めるには，これらのうちどの変容メカニズムをターゲットにする必要があると思いますか。

▼表7.1　動機づけを高め，活動を促すことができる変容メカニズムの一覧

1. 行動することによる恩恵とコストについての考え方を変化させる。
2. リスクに対する認知を変化させる。
3. 行動を採択，または停止することに伴う感覚（感情的態度）を変化させる。
4. 他者の行動についての規範的信念と自分の行動についての是認を変化させる。
5. 肯定的な行動に関連するアイデンティティを確立する。
6. セルフエフィカシーを高める。
7. 行動の準備段階および実施中の感情状態を変化させる。
8. 目標と目標の優先順位を決めて内容を練らせる。
9. ソーシャル・スキルを強化する。
10. 環境の操作によって行動変容を促進させる。
11. 報酬を用いて行動を確立させる。

6章を思い出してください。変容メカニズム1～6は，変容メカニズム2の「リスクに対する認知を変化させる」を除いて，動機づけの先行要因としてフィッシュバインらの統合的枠組みの中で明らかになっている内容です。私たちはすでに，書面にした資料の中に，どのようにこれらの変容メカニズムを活性化させるテキストを開発すべきかという方法についても解説してきました（図6.2参照）。

　今回のケースのように，すでに減量教室に参加している人を対象にする場合は，動機づけの強化は最優先事項ではないかもしれません。情報－動機づけ－行動スキル・モデル（6章参照）の視点で考えると，減量教室の参加者は，すでに情報を得て変化することに対して動機づけられているため，動機づけの強化は効果的なアプローチとはいえません。ただし，セルフエフィカシーを高めること（変容メカニズム6）は例外です。なぜなら，人は動機づけられているからといって，必ずしも能力に自信があるとは限らないからです。したがって，質問4「意識，動機づけ，およびスキルの変化を促進させるには，どのような変容メカニズムが必要なのか？」に対する答えは，表7.1に示した変容メカニズム6～11について検討することになります。私たちは，その減量教室を注意深く観察して，これらの変容メカニズムのうちどの変容メカニズムが最も関連しているのかを見極めなければなりません。そのために，参加者に対して，教室の前後にインタビューを行い，どのように減量を行おうとしているのかを尋ねてみるのもよいかもしれません。

　ここで，減量をターゲット行動としたルズジンスカ，ソブチク＆エイブラハム（Luszczynska, Sobczyk & Abraham, 2007）の研究を紹介します。この研究で行われている減量教室の参加者は，一応，減量目標を設定していたものの，目標設定の方法が曖昧で動機づけを高めるほどではありませんでした。そこで，ルズジンスカらは，変容メカニズム8「目標と目標の優先順位を決めて内容を練らせる」（表7.1）を意識した介入を開発しました。

　表7.2は，これまでの介入で用いられてきた40の行動変容技法をまとめたものです。このうち4つの技法（技法29～32）が，変容メカニズム8「目標と目標の優先順位を決めて内容を練らせる」に関わっています。ルズジンスカらの減量教室では，参加者はすでに目標を設定していたため，技法29は特に必要なく，主に技法30（具体的な計画づくりを促す）および技法32（行動目標の振り返りと再設定をすすめる）について検討しました。技法30は，ゴルビッツァー＆シーラン（Gollwitzer & Sheeran, 2006）がいうところの「if-then（もし～ならば～）計画の形成」を含んでいます。これは，「実施意図の形成（implementation intention formation）」とも呼ばれ，行動を引き起こす刺激（if）と反応（then）の結合を意識的に強める計画プロセスのことです。これまでに，このような形で計画を立てておくだけでも効果があることがわかっており，様々な介入で用いられています。

　教室の参加者は，「いつ・どのようにカロリー摂取量を減らし，身体活動量を増やす動機づけを高めればよいのか」についてのif-then計画の立案方法について教示を受けました。また，参加者には，計画シートが与えられ，計画シートの使用方法についても教わりました。その結果，介入の中に，技法30および32に関する1セッションが加えられただけで，既存のクラスのみの群と比較して，2倍の体重減少が確認されました。

▼表 7.2　変容メカニズムによって分類された（文書に組み込むことができる）行動変容技法

行動することによる恩恵とコストについての考え方（認知的態度）を変化させるようにデザインされた技法

技法 1．行動－健康の関係についての一般的な情報を提供する
　行動パターンと健康との関係についての背景情報を提供する。例えば，自分の行動パターンによって不健康になる（あるいは健康でいられる）可能性が高くなることを知らせる情報である。健康への影響についての詳細な説明を含む場合，次の技法 2 とも重複する。

技法 2．行動の実施に伴う具体的な結果を記述する
　行動を起こした場合（または継続して行い続けた場合）に起こりそうな結果について，恩恵とコスト（否定的な結果）も含めて説明する。特定の行動パターンの採択／停止に続いて生じやすい症状，障害，生活の質についての記述を含める。その際に，特別な行動（例えば，症状を医者に見せるなど）によって得られる恩恵があることについてもふれる。一連の結果については記述する必要がある。深刻な結果を説明する場合もあるが，ここでは，技法 5（恐怖心を煽るために否定的な結果の重篤性を強調する）のように，結果の重篤性をことさら強調する必要はない。さらに，恐怖心を煽りたくないならば，重篤性をあまり強調しないほうがよい。

リスクに対する認知を変化させるようにデザインされた技法

技法 3．行動によって引き起こされる否定的な結果に対する個人の感受性を強調する
　この技法は，技法 2（行動の実施に伴う具体的な結果を記述する）で説明された結果について，最も経験しやすい人物のタイプを記述することによって行われる。この記述はターゲット・オーディエンスのうち大多数の人たちと年齢，性別，行動パターンが合致しているとき，感受性のレベルが増加しやすい。個人的なこととられる言い方として，例えば直接「あなたは危険に曝されている」と対象者◆訳注1 に伝えてもよい。

技法 4．自分自身のリスクを評価するように促す
　対象者に対して自身の感受性やリスクを評価するように依頼すると効果的である。すなわち，彼らに対して，行動した場合に，自分の身にどのようなことが起こるかを予測させる。この技法は，自分自身が技法 2（行動の実施に伴う具体的な結果を記述する）で説明した否定的な結果について自身の責任を認めさせるのに役立つ。しかし，技法 3 と組み合わせて用いないと，対象者は自分自身のリスクを低く見積ってしまう可能性もある。

行動の採択または停止することに伴う感覚（感情的態度）を変化させるようにデザインされた技法

技法 5．恐怖心を煽るために否定的な結果の重篤性を強調する
　結果（技法 2 を参照：行動の実施に伴う具体的な結果を記述する）について通り一遍に説明することは，重篤性をことさら強調するということではないため，確かに恐怖心を煽るには十分でない。死，身体の切断や腐敗，痛み，または苦しみ，感情的な動揺を示した画像による描写や説明は，結果の重篤性を強調し，それによって恐怖心を煽る目的で用いられる。

技法 6．行動によって起こりやすい感情（情動）の結果を記述する
　この技法は，技法 2（行動の実施に伴う具体的な結果を記述する）ときわめて似通っているが，こちらは行動や行動パターンによる対象者の感情の変化に焦点を当てている。これには，対象となっている人が特定の健康関連行動を採択すると，安心し，悩みが減ったり，元気になるという記述を含んでいる。また危険な行動をとった後の否定的な感情も含まれる。テストされてきたアプローチの 1 つに，「予測される後悔」を引き出すことがある。人々が危険な行動に関わった後に感じるかもしれない悩みと後悔を記述し，行動を変容することによってそのように強力で否定的な感情を避けられることを強調する。

◆訳注1　ここでいう「対象者」とは，メッセージを受け取る人たちのことをさす。

（表 7.2　続き）

技法 7．感情的結果について自己評価することを促す

ターゲット行動を実施した対象者の間で，彼らがその行動を実践したことについて，どのように感じたか，考えさせ，記述させ，評価させる。何を感じたか，どのように良かったか，あるいは悪かったか，再びそう感じたいのか，などを評価させる。この技法は，技法6（行動によって起こりやすい感情（情動）の結果を記述する）を用いる際に記述させた個人に関連する感覚を強調させやすい。

技法 8．認知的不協和を誘導する

認知的不協和とは，矛盾した状況に置かれた際に生じる不快感である。例えば，「私は子どもたちを愛し，世話している」，にもかかわらず，「私は，子どもたちをタバコの煙に曝し，彼らの肺を傷つけている」といった矛盾した状況に直面すると，人は自分の考え方を変え，内省し，行動変容の動機づけを高める。この場合，過去の行動を再評価し，「私は二度と子どもをタバコの煙に曝させない」という新しい目標（技法29：目標設定をすすめる）を立てて，認知的不協和を解消しようとする。

他者の行動についての規範的信念や自分の行動についての是認を変化させるようにデザインされた技法

技法 9．他者の行動についての情報を提供する

人々は，他者が行っていることについて間違った信念（考え方）を持つかもしれない。他者が実際に行っていることを知らせることによって，自分たちの行動は，みんなが行っている普通のことなのか，普通ではないのかということを判断させるのに役立つ。この情報は，対象者自身の行動について彼らの評価を変えるかもしれない。この技法は，その情報が自分の所属するグループ，あるいは，対象者にとって重要な他者の情報（誘発調査を使って確認できる）の場合は特に有効である。

技法 10．対象者の行動について，他者からの是認に関する情報を提供する

対象者の行動に対して，人々が一般的にどう感じているのかを知ることで，対象者の動機づけを変えることができる。誰もが他者から受け入れられたいと考えているため，他者がその行動を是認するか否認するかを知ることは，強力な動機づけ要因となる。

技法 11．対象者に他者と比較できる機会をすすめる

他者と関わることで，他者がどのようにふるまっているのか，そして他者がどのような行動がよいと思っているのかが明らかになる。対象者が自分自身と他者を比較することができるようにグループに参加することをすすめる。この技法では，支援グループに加わったり（技法29：目標設定をすすめる，を参照）新しい人たちやグループとの交流を促す。

行動に関連する肯定的なアイデンティティを確立するようにデザインされた技法

技法 12．ターゲット行動を実践する人たちに肯定的なグループ・アイデンティティを提供する

社会的なアイデンティティは誰にとっても重要である。私たちは，もし行動を変えることで魅力的なアイデンティティが失われてしまうと感じるならば，行動を採択したり停止することに抵抗感を持つ。逆に，ターゲット行動を肯定的で魅力的な方法で行っている人々について記述することで，対象者は，提案された行動変容を彼らのアイデンティティを強めるとみなし，動機づけを高める。

技法 13．ロール・モデルとしてのアイデンティティを促す

この技法では，対象者が他者に対して，どのように優れた例を示せるか，またそのことが他者の行動にどのような影響を与えるか，例えば子どもたちや所属するグループの人たちの模範となることを記載する。対象者が指導者の役割（例えば，ピア・エデュケーター）を果たせると説明することで，その行動やそれに関わるアイデンティティがより魅力的なものとなり，対象者は動機づけを高める。

（次頁へ続く）

(表7.2 続き)

セルフエフィカシーを強化するようにデザインされた技法

技法14. セルフエフィカシーを高めるために話し合いを使う

この技法は，対象者が行動を成功裏に行うことが『できる』と説得を行うことで，対象者にできそうもないと疑いを持たせないで「自分なら成功できる」と主張させる。その際に，よく似た他者の成功を話題にし（技法9：他者の行動に関する情報を提供する），技法16（行動内容を教示する）および技法17（段階的に課題／目標を設定する）のそれぞれの教示を与えて，行動の容易さを強調する。

技法15. 過去の成功や失敗についての再帰属を促す

これまでの成功を自分の力で成し遂げたと考えているのであれば，その成功は将来の挑戦への励みになる。これらの成功が，自分自身で掴んだものではないならば，将来の動機づけを蝕むかもしれない。過去に失敗したとしても，本人がその失敗の原因を単なるスキル不足や外部要因に帰属させている場合には，スキルが上達し，外部要因が変化すれば動機づけが高まる。そのため，例えば，対象者に対して，以前の失敗にもかかわらず，行動をうまく行うことができると説得すれば，彼らは新しいスキルを身につけ，セルフエフィカシーを強化することができる。

技法16. 行動内容を教示する

ターゲット行動の実施方法や実施するために必要な準備行動を教えることで，必要なスキルが不足している人たちのセルフエフィカシーを高めることができる。次の技法17（段階的に課題／目標を設定する）とも関連するが，手順や動きを説明したり，画像を用いてわかりやすく説明することでセルフエフィカシーをさらに高めることができる。

技法17. 段階的に課題／目標を設定する

新しいスキルを学ぶ際には，簡単な部分から始め，それらを練習して，徐々に難しく挑戦的な要素，組み合わせ，そして順序を学習するとセルフエフィカシーやスキルがより効率的に向上する。つまり，簡単な目標を設定させることによって（技法29：目標設定をすすめる，を参照），行動を開始させ，行動の練習を促す（技法20：行動を練習することをすすめる，を参照）。対象者にターゲット行動の初歩的な段階の成功を体験させることは，スキル開発や行動変容を開始するために最適な方法である。対象者が，初歩的な段階を達成できたら，より挑戦的な目標設定を行うようにすすめる。また，対象者に新たな行動習慣の形成にもその方法を役立てるように伝え，般化を促す。

技法18. 行動のモデル化／実演する

説明（技法16：行動内容を教示する，のような）だけではなく，何をすべきかを示し，実演してみせることも行動変容を促すために効果的である。人は，観察を通して何をすべきかを学ぶことができる。対面式の介入において行うことが最も簡単だが，説明文と一連の動きを示す画像を使用することでもモデルを提示することは可能である。

技法19. 成功のためのメンタル・リハーサルを行うことをすすめる

行動する前に，どのように実施し，どのようにバリアを克服するのか（技法21：バリアを明らかにし，予想されるバリアに関係する計画を立てるようにすすめる，を参照）についてあらかじめ想像しておくことは重要な備えとなる。先に述べた技法14〜18で行えることに加えて，人々にターゲット行動を行うことについて，またその行動を実際に行う場面でどのように感じるのか（技法7）を想像させておけばセルフエフィカシーをさらに高めることができる。

技法20. 行動を練習することをすすめる

人が新しいスキルや行動の習慣を学習する際には，練習がこの学習を強化する。参加者に教室で，また宿題としてターゲット行動（技法17：段階的に課題／目標を設定する，を参照）やその要素を練習するようにアドバイスするとスキルの開発やルーティン化や習慣の強化になる。

(表 7.2　続き)

技法 21．バリアを明らかにし，予想されるバリアに関係する計画を立てるようにすすめる

対象者にターゲット行動の実践を妨げる要因を明らかにするようにすすめることで，バリアが存在しながらも成功を確実にする新しい方法を計画させることができる。しかし，これら2つの課題を組み合わせることが重要である。つまり，バリアだけを明らかにしてもセルフエフィカシーは低下するかもしれない。そのバリアをどのように克服するかを計画させることが重要である。対象者に，過去，自分の資源や能力をどのように活用してバリアを克服してきたかを考えさせる。バリアを克服する際には，新しいスキルが必要になるかもしれないので，技法17（段階的に課題／目標を設定する）を併せて用いることをすすめる。

技法 22．行動のセルフ・モニタリングを行うようにすすめる

日記，あるいは客観的な（例えば，歩数計や加速度計を使用して）記録をつけることは，対象者がどのくらい行動を実施しているのかを把握することができ，またリスク行動も明らかにできる。この技法は，セルフエフィカシーを増加させる強力な方法であり，技法23（パフォーマンスのフィードバックを提供する）を併用すれば効果が高まる。

技法 23．パフォーマンスのフィードバックを提供する

書面形式でも対象者の過去の行動を評価できる。その方法として，彼らのスコアをどのように解釈すべきかを教え，それに従って自己評価する練習を行うようにすすめる。コンピュータ・テイラリングを用いれば，時間とともに，より個人に適合したフィードバックを提供することができる。対象者は，フィードバックされることを想定することで，より効果的なセルフ・モニタリング（技法22）を行えるようになる。

行動の準備段階および実施の際の感情状態を変化させるようにデザインされた技法

技法 24．自己肯定することをすすめる

対象者に，自分の良い特徴，重要である特徴を認めさせる。例えば，自分の望ましい特徴を書き出させることによって自分自身を肯定的に感じ，そして受け入れやすくなる。これにより，リスクに対するその人の感受性（技法3および4を参照）を認め，また行動による否定的な結果を受け入れ（技法1～2，技法5～8を参照）やすくなる。この自己肯定を行うことによって，上記の防衛的な反応を減らすことにつながる。

技法 25．気分や心理状態の変化から意識を逸らすことをすすめる

自分の心理状態が行動変容のバリア（技法21を参照）になることもある。例えば，計画中の行動について考えることで，不安や否定的な感情が誘発される。自分の感情をセルフ・モニタリングする方法（技法7および22を参照）や否定的な感情から意識を逸らす方法を事前に考えておくことは，目標設定（技法29および30を参照）を容易にする。参加者には，これらの否定的な感情を無視し，特定の目標達成に集中するようにすすめる。

技法 26．セルフ・トークをすすめる

対象者が目標設定（技法29および30を参照）を行う際，バリア（技法21）に直面したならば，誘導的なセルフ・トークを使うことによって活動中にセルフエフィカシーや動機づけを高める。例えば，課題を達成したときに自己報酬(技法40を参照)や自身のセルフエフィカシーについて再度自己肯定し，自分を鼓舞する。行動変容の途中で誘導的なセルフ・トークを行うようすすめることは，目標達成を促進させる。例えば，ターゲット行動の内容に合わせて，「よくやった，○○（自分の名前），お前は○○（行動の一部）を成し遂げたんだ」や「これをやるんだ，私ならできる！」と自分を励ます。

技法 27．気分や心理状態を変えるために誘導イメージを行うことをすすめる

人々の気分を変化させることに役立つアプローチは，誘導イメージ法を含めていくつか開発されている。例えば，幸福や安心と感じる安全で居心地のよい環境に身を置いていることをイメージさせる。その後，心配や不安から意識を逸らさせて，リラックスして自信に満ちた状態に誘導する。この技法は，技法19（成功のためのメンタル・リハーサルを行うことをすすめる）

(次頁へ続く)

(表 7.2 続き)

のように先にあげた多くの技法を行う前に用いると効果が上がる。

技法 28. 漸進的筋弛緩法をすすめる

肯定的な気分やリラクセーションを得る目的でイメージを用いる代わりに，全身の筋肉を緊張させた後，意図的に弛緩させてリラックスを図る方法もある。例えば，その手順として，つま先から始めて，脚，腹，胸，腕，首，顔と進めていく。

目標と目標の優先順位を決めて内容を練るようにデザインされた技法

技法 29. 目標設定をすすめる

目標設定は，対象者の行動変容を促すために行わせる，きわめて基本的な技法である。例えば，行動に関して決心（または意図）させることで，「来週にもっと運動を行う」といった行動目標を決めさせる。対象者がすでに動機づけられていたり，セルフエフィカシーが高い場合には，その効果はさらに上がる。信ぴょう性が高い情報源（例えば，医師の助言）からの配信は特に効果がある。

技法 30. 具体的な計画づくり／目標設定を行うことをすすめる

詳細な計画を立てるようにすすめると適切な状況下での目標（上記の技法 29 を使用して設定する）が明確になる。この技法には，行動についてのきわめて具体的な定義，例えば行動の頻度（週または日に何回），強度（速度や労力），期間（どれくらいの間）なども含まれ，さらに重要なこととして，実施に伴う文脈（場所，場面，特定の社会的状況）を決めておく必要がある。if-then 形式を使用した具体的な計画は，「実施意図の形成（implementation intention formation）」とも呼ばれ，例えば「私は来週にもっと運動を行う」（技法 29 を参照）ではなく，「もし（if），お昼休みならば，そのとき（then），私は公園の外周を早歩きする」というように，より具体的な計画を立てると運動を行いやすくなる。

技法 31. 書面による行動契約書に同意させる

対象者は，もう 1 人の人に与える（または作成された）契約として明確に書面化したり，そこに署名することで目標へのコミットメントが強まる。この契約が効果を発揮するのは，対象者が行うパフォーマンスがもう 1 人の人にモニターされ（技法 22），その人がその後，フィードバックする（技法 23）ので対象者に説明責任が出てくるためである。これらの技法は，組み合わせて使われるかもしれない。書面に署名された契約書は，コンピュータ・テイラー化介入に組み込まれ，メールで，またメールによるフォローアップの接触のために管理される。

技法 32. 行動目標の振り返りと再設定をすすめる

一定期間，または一定レベルの目標が達成された後，目標設定を見直したり，改善することをすすめる。この技法は，技法 17（段階的に課題／目標を設定する）の一部分でもある。目標を再設定することは，スキルやスタミナを獲得する上で重要である。また，予想されるバリアによって目標が達成できないこともあるので，通常は，技法 21（バリアを明らかにし，予想されるバリアに関係する計画を立てるようにすすめる）と併せて使用される。

ソーシャル・スキルを強化するようにデザインされた技法

技法 33. 社会的プレッシャーに対抗する方法を教える

他者からの反応が行動変容を妨げるバリアとなることもある。そういった場合，新たな社会的スキルを獲得することが必要になる。技法 16（行動内容を教示する）は，技法 21（バリアを明らかにし，予想されるバリアに関係する計画を立てるようにすすめる）とともに，社会的バリアに備える方法の 1 つである。この技法については，様々なアプローチが考案されており，いくつかは書面化形式にも使用されている。その中の 1 つに，ターゲット集団に見られる典型的な社会的問題について意見交換したり分析することがある。また，代替的な結果について分析・考察するビデオシナリオやロールプレイも，社会的プレッシャーに対抗する社会的スキルを高めるために役立つ（交渉や自己主張のスキルに関する技法 34 および 35 を参照）。

（表7.2　続き）

技法34．交渉スキルを練習する

効果的な交渉スキルは，他者が関わる行動を実施し，継続するために基礎的なスキルである。反対意見を持った人に対して，相手の視点を理解し，両者に利益があるように説明することは，いくつかの行動変容（例えば，コンドームの使用）の前提条件になる。テキスト形式で，どのように交渉すればよいかを提示することも可能である。

技法35．自己主張を練習する

自分の欲求や希望について，攻撃的にならず，はっきりと自己主張することは，他者との交渉（技法34を参照）の場面において重要である。様々なアプローチやスキル・トレーニングがあるが，テキスト形式でも自己主張の指導を行うことができる。

環境の操作によって行動変容を促進させるようにデザインされた技法

技法36．ソーシャル・サポートの体系化を促す

ソーシャル・サポートは行動変容を促進させる。対象者の環境の中でソーシャル・サポートを探すようにすすめる。例えば，友人と一緒に行う「仲間」をアレンジしたり，既存のサポート・グループに加入したり，計画した行動変容（技法29および30を参照）を妨げる社会的バリアを取り除くために交渉スキルや自己主張スキル（技法34および35）を使うことをすすめる。

技法37．環境的なプロンプト／手がかりの利用方法を教える

環境は，しばしば行動実施の動機づけを高める。これは，特に習慣的にルーティン化された行動に当てはまる。例えば，ベッドに入る前に洗面所で歯を磨くことなどである。技法30（具体的な計画づくり／目標設定を行うことをすすめる）の，if-then形式を用いることで既存のプロンプトをより強固なものにできる。対象者は，冷蔵庫のマグネットやポストイットなど，独自のプロンプトを作ることができる。

技法38．環境的なプロンプト／手がかりの回避方法を教える

環境的なプロンプトの存在は，ターゲット行動に反する行動や習慣を促す可能性がある。プロンプトの影響が強い場合，対象者にそのプロンプトを避けることを教える。この方法は「刺激統制」ともよばれ，セルフ・トーク（技法26）と組み合わせて利用することができる。また，元の習慣に逆戻りさせそうな社会的状況をあらかじめ予測し，これらの状況を回避するために計画を立てる（技法30を参照）。

報酬を用いて行動を確立させるようにデザインされた技法

技法39．行動に随伴させた報酬を提供する

対象者が特定の行動を実施した際に称賛や報酬を与える。成功への称賛と技法23（パフォーマンスのフィードバックを提供する）を重複させるとパフォーマンスを成功に導きやすい。金銭的報酬を含む様々な報酬（トークンや商品券など）を用いることができる。この技法は，コンピュータ・テイラー化介入に組み込むことが可能であり，行動のルーティン化の一部としても適用できる（技法17：段階的に課題／目標を設定する，を参照）。

技法40．自己報酬をすすめる

ヘルスプロモーターが（技法39のように）報酬を提供することができないならば，対象者が自身の成功パフォーマンスに報いることによって自己調整を図る方法を教える。この技法は技法26（セルフ・トークをすすめる）と重複する。

技法 30 については，8 章の中で，この技法を用いてフィア・アピールの効果を高める方法を説明しているので，そちらも参照ください。

このルズジンスカらの介入には，紙媒体の資料配布だけでなく，対面でのセッションも含まれていました。しかし，特定の行動変容技法を選択し，それらの技法を含む紙媒体の介入資料を作成するという一連の過程を通じて，先に概説した計画過程がどのようにニーズ評価（または，問題の特定）から導かれているかを証明しています。

7.3 単一の理論を用いた介入デザインを超えて

理論を開発することは，現象（行動パターンを含む）が継続し，変化することによるメカニズムを明らかにするために，すべての科学にとって不可欠なことです。また，異なる理論同士を統合することも，すべての科学において基本的な作業です。このことは，行動変容についても当てはまります。行動変容に関する教科書では，行動変容のために重要な先行要因，または決定因を説明する多数の理論を取り上げています。健康心理学において介入のデザインに用いられる理論については，エイブラハムら（Abraham, Conner, Jones & O'Conner, 2008）を見てください。問題は，これらそれぞれの理論が変容メカニズムの一部分しか明らかにしていないということです。

介入マッピングでは，介入をデザインする際，様々な理論を検討するようにすすめています。この推奨は，それぞれの理論の「いいとこどり」をするようにすすめているわけではありません。そうではなく，介入デザイナーは，問題について慎重な分析と誘発調査を行い，それらの結果を総合的に検討して，ターゲット集団の状況に応じた変容メカニズムを明確にすべきと述べているのです。このとき，単一の理論では，関連する変容メカニズムのすべてをカバーし切れない可能性があるので，理論を組み合わせることをすすめています。

7.3.1 単一の理論に基づく介入デザインでは，その理論の中に問題に関連した変容メカニズムが含まれていなければならない

6 章で議論したフィッシュバインの枠組みには，計画的行動理論（Ajzen, 1991）が含まれています。計画的行動理論では，動機づけを高めるために必要な変容メカニズムを説明しています。しかし，計画的行動理論も他の多くの理論と同様に，介入デザイナーが考慮しなければならない多くの変容メカニズムは含まれていません。例えば，計画的行動理論は，表 7.1 に示された変容メカニズムのうちの 4 つしか考慮されておらず，先に紹介したルズジンスカらの介入の基となる変容メカニズムを含んでいません。

7.3.2 行動変容介入をデザインする際には，変容メカニズムの範囲を考慮することが重要である

6 章で紹介したフィッシュバインや情報－動機づけ－行動スキル・モデルの枠組みでは，かなり広範囲にわたる変容メカニズムを押さえているため行動変容介入のデザインに有効です。しかし，これら 2 つの枠組みを組み合わせても，表 7.1 に示した 11 の変

容メカニズムすべてを網羅できてはいません。将来的に，行動科学における理論的統合がさらに進むまで，介入デザイナーは複数の理論や変容メカニズムを考慮する必要があります。

7.4　先行要因，決定因，および変容メカニズムから行動変容技法へ

　修正可能な「先行要因」または「決定因」の特定は，「変容メカニズム」を明確にするために重要です。これら3要素は，行動変容のために何が必要なのかを明らかにするために欠かすことができません。ターゲット・オーディエンスの行動変容を促すメカニズムも教えてくれます。これらの変化を知ることで，介入の効果を知ることもできます。しかし，それは，詳細な介入デザインを行うための第一歩に過ぎません。例えば，本書の多くの章（6, 8, 9, 10章）において，その重要性が強調されているセルフエフィカシーについて考えてみましょう。これまでに，セルフエフィカシーの増加が行動変容につながることは十分に証明されています（Bandura, 1997）。しかし，セルフエフィカシーを増加させることが最も重要な変容メカニズムであることがわかったとしても，どのようにすればセルフエフィカシーを増加させることができるのかがわかるわけではありません。そのため，表7.2ではセルフエフィカシーを高めるために10の行動変容技法を示しています。そこにあげられているほとんどの技法は，ヘルスプロモーションのためのリーフレットやコンピュータ・テイラー化介入に含めることができます（10章参照）。Box 6.2（最後のメッセージを参照）のセルフエフィカシーの増加を狙った書面テキストにおいては，表7.2の技法14（セルフエフィカシーを高めるために話し合いを使う）が用いられています。

　行動変容技法は，特定の変容をもたらすためのアプローチです。行動変容技法は，他の技法と明確に区別されており，表7.2に40種類の技法の定義を示しています。どの行動変容技法をもとにしていてもヘルスプロモーション資料の内容は異なりますが，それらがターゲットとする変容メカニズムは（介入全体で）一定のままです。

　誘発調査によって，ターゲット・オーディエンスに対して，どの行動変容技法（または行動変容技法の組み合わせ）を用いることが最も効果的であるのかがわかります。例えば，既存の教室で，すでにターゲット・オーディエンスに対して適切な教示やモデルが提供できているのであれば，技法16（行動内容を教示する）や18（行動のモデル化／実演する）を強調したリーフレットを配布しても意味がないかもしれません。しかし，対象者が教えられている活動（体力づくりの教室など）についていけないような場合であれば，技法16（行動内容を教示する）や技法18（行動のモデル化／実演する）が含まれた資料が役立つかもしれません。このように，行動変容の問題を分析し，変容メカニズムおよび使用できる行動変容技法についての誘発調査を行うことで，介入をよりよいものにすることができます。つまり，私たちは，介入にどの行動変容技法を用いる必要があるのかを正確に把握することができるのです。

7.5 行動変容技法リストの開発と使用

表7.2に示した40の行動変容技法は，表7.1の11の変容メカニズムに従ってグループ分けされています。このリストに独自の行動変容技法を追加することも可能です。

エイブラハム & ミッチー（Abraham & Michie, 2008）は，まず3編のレビューに含まれる介入内容を分析し，行動変容技法を26に分類しました。その後，エイブラハム，コック，スカルマ & ルズジンスカ（Abraham, Kok, Schaalma & Luszczynska, 2011）は，多くの技法を追加して，この分類を拡張させました。表7.2は，介入の開発に役立てられるように，行動変容技法を11の変容メカニズムと結びつけて，さらに発展させたものです。

技法1〜13は，動機づけを高めるための5つの変容メカニズムに焦点を当てています。6章で説明しましたが，介入デザイナーは，まず対象者が動機づけられているかどうかを確認します。もし，動機づけが低い場合，どの過程（または過程の組み合わせ）が動機づけを高めるために効果的かを検討します。例えば，対象者は，現在の行動や推奨される行動によってどのような結果になるのかを理解しているでしょうか（技法1および2）。もし理解していないのであれば，Box6.2にある最初のメッセージが，技法2に基づくメッセージ作りの手助けになります。また，そのメッセージは，対象者を気分の面から説得できそうですか（技法5〜8）。もし，気分の面から説得できそうにないのであれば，Box 6.2の4番目にあるメッセージなどが技法6のために役立つと思われます。誘発調査を行えば，このような質問に回答できるようになるでしょう。

8章では，認知的不協和に関する技法8（認知的不協和の誘導）とセルフエフィカシーを高める技法（技法14〜23）とを組み合わせた手法について説明しています。セルフエフィカシーは，動機づけと意図を向上させるために不可欠です。脅威に対抗する自信（セルフエフィカシー）の低い人を脅したところで，効果的な行動変容にはつながりません。

対象者が高い動機づけとセルフエフィカシーを有している場合，行動変容を起こさせるためには感情をコントロールさせることが重要になってきます。この場合には，技法24〜28が有効です。また，前述のように，対象者に，効果的な目標設定や具体的な計画を行わせることも役に立ちます（技法29〜32）。

他者との協力やソーシャル・サポートも行動変容のためには重要です。技法36〜38は，対象者が他者からの支援を得ることに焦点を当てています。技法36〜38は，ソーシャルサポートを含む環境を変化させるアプローチです。ヘルスプロモーション・テキストではこれらの技法についてあまりふれられていませんが，他にも環境面からの介入は数多くあります。最後に，技法39は，特に行動変容の初期段階における報酬の使用について説明しています。また，技法40は，対象者が自分の行動報酬を管理する際に役立ちます。

表7.1の変容メカニズムを実行する際に，ターゲット集団に関係のない過程を除くことで，介入デザイナーが対象者に望む変容を焦点化することができます。次に，表7.2の中から行動変容技法を選択して介入の詳細な内容を決定します。使用する行動変容技法（1つまたは複数）が決まれば，Box6.2にある行動変容技法の説明と合わせてメッセ

ージを作成することができます。このようにして作成されたメッセージであれば，ターゲット行動に関連する種々の変容を促すことができる可能性が高くなるはずです。資料（例えば，リーフレットやウェブサイト）をデザインするために変容メカニズムと使用する行動変容技法を定めることが，行動変容を促す効果的なメッセージ作りのための最良の方法になります。なぜなら，この手続きは，ヘルスプロモーション資料に含まれるメッセージ内容と変容メカニズムにある行動的問題を体系的に関連させているからです。

7.6 計画の評価

慎重に計画をしたからといって，必ずしもその有効性が保証されるわけではありません。デザイナーは，デザイン（1〜5章参照）や内容の選択（6〜9章参照）に関する有益なアドバイスを受けても，対象者の注意を引くことや対象者に適した行動変容技法を選択できないことがあります。したがって，以下の手続きで，ヘルスプロモーション資料を評価する必要があります。

1. 介入はうまく機能したのか。
2. どの程度うまく機能したのか。
3. どのように機能したのか。
4. 誰に対して機能したのか。

評価結果は，問題の新たな分析や新しいヘルスプロモーションの計画・デザインづくりに役立てることができます。もし，介入の効果が認められない場合は，うまく機能しなかった原因を突き止めることで，より良いデザインの作成につなげることができます。介入の評価なしに，ヘルスプロモーションを発展させることはできません。そのため，デザイナーは，介入マッピングの過程で，介入の計画を立てると同時に評価の計画も立てることが推奨されています。

評価では，介入群と対照群の比較が行われます。対照群には，介入なしの群あるいは別の介入（従来から他の介入が行われている）群が設けられます（その両方が設定されるケースもあります）。一般的には，片方のグループが介入を受けた後，両群における結果指標（例えば，運動時間，体重減少など）を比較します。私たちは，介入前には，両群に差がなく，介入後に，介入群が対照群よりも改善していることを期待することになります。対象者を対照群か介入群かのいずれかに無作為に振り分けることで交絡変数を制御します。この手続きにより，例えば運動促進を目的にデザインされたウェブサイトを検証する場合，一方の群が他方の群よりも，開始前から運動量が多い可能性を除くことができます。無作為化対照試験は，介入が有効かどうかを検証する最も良い手法といえます。無作為化対照試験が正しく実施された上で，介入の効果が示された場合，その介入には間違いなく効果があり，その効果には普遍性があるものと推察できます（評価データの信頼性については，Ioannidis, 2005 参照）。

介入効果の大きさについては，効果量を計算することで表すことができます。多くの

場合 d 値を使用します。d 値は，介入群と対照群の得点について全体的な変動で除算した介入群と対照群の（特定のアウトカム指標の）差異です。この統計は，介入群が対照群に比べて，どの程度改善したか（または，改善されなかったか）を示します。この効果量の予測は，サンプルサイズを決定する際にも重要な役割を果たします。

　行動変容の介入を評価するには，行動や健康を評価する妥当な尺度が必要です。しかし，ターゲットとなる変容メカニズムを測定することも同様に重要になります。例えば，介入は，リスク認知，計画，あるいはセルフエフィカシーを変化させていたでしょうか。行動の成果や変容メカニズムを想定することによって，私たちは介入が意図した通りに機能したかどうかを判断することができます。これは，媒介分析（mediation analysis）と呼ばれ，今後の介入をデザインする際に役立てることができます。例えば，リーフレットが，ターゲットにした変容メカニズム（セルフ・エフィカシーなど）の向上には有効であったものの，行動変容までは起こせなかった場合，問題は，資料のデザインにあったのではなく（むしろ，そこは成功している），選んだ行動変容技法にあったと考えることができます。そうであるならば，他の行動変容技法（セルフエフィカシーの向上を目的とするもの以外）を含めて，リーフレットを作成し直す必要があるかもしれません。

　介入は，特定のターゲット集団に対して，特異的に成功することがあります（例えば，女性または男性，高齢者または若年者など）。評価の際に，このことについても確認する必要があります。これは，調整分析（moderation analysis）と呼ばれ，今後の介入デザインを行う上で非常に重要になります。例えば，リーフレットを用いた介入が，女性には効果的であったものの，男性には効果がなかった場合，用いたリーフレットは，女性の行動変容を助けるものであり，男性を対象とする場合には，新たなリーフレットの作成が必要であることを教えてくれます。つまり，再度，デザインのための質問に立ち返る必要があるということです。

　介入が効果的でなかった場合は，その原因について，リーフレットがターゲットにしていた変化を起こせなかったからなのか，対象者にうまく伝わらなかったからなのか，デザインしたように使われていなかったからなのかを把握する必要があります（媒介分析を用いれば，これらを明らかにすることができます）。この質問に答えるには，プロセス評価が必要です。このプロセス評価には，介入がどのように配信され，どのように用いられたのかについての検証も含まれます。デザイナーには，対象者が資料をどのように使用するかについて，デザイン段階で観察法を用いた事前テストを行うことをおすすめします。このテストは，完成版を評価するときにも役立ちます。例えば，あるリーフレットは，読む時間があまりない対象者にとっては有効ではないかもしれません。このような場合は，リーフレットを再度デザインするよりも，他の対象者にそのリーフレットの効果を試すとよいでしょう。もしかすると，時間に余裕のある対象者にとっては有効かもしれません。

7.7 結論

　本章では，介入デザイナーが，行動変容の問題とヘルスプロモーション資料の内容とを結び付けるための計画づくりの手順を説明しました。この手順は，誰の行動を変えようとしているのか，どのような行動を変えようとしているのかを明確にすることから始まります。そこで，私たちは，デザイナーに，対象者のターゲット行動に対して，どの変容メカニズムが重要なのかを検討するようにすすめました（表7.1）。これは，対象者を観察し，彼らの考え方，態度，意図，行動について調べる誘発調査を行うことによって明らかにすることができます。その資料でターゲットにする変容メカニズムが決定したら，過去の介入で用いられている行動変容技法を検討するようにすすめました。私たちは，40の行動変容技法を変容メカニズムごとにグループ化しました（表7.2）。デザイナーが行動変容技法を選択すれば，メッセージをどのように作成すればよいかがわかるようになっています。ヘルスプロモーション・テキストをチェックする際の重要な観点は，そのメッセージ内容が選択された行動変容技法に対応しているかどうかということです。この観点は，事前テストでチェックします。資料が完成したら，評価を行わなければいけません。この評価では，効果的だったかどうかのみに焦点を当てるのではなく，どのように効果的だったか，誰にとって効果的だったか，どのように配布または使用されていたのかについてもチェックします。これらの手続きを踏むことが，将来の資料作りにつながっていくのです。

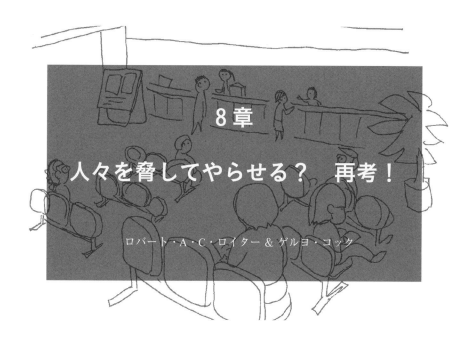

8章
人々を脅してやらせる？　再考！

ロバート・A・C・ロイター & ゲルヨ・コック

　現在，ヘルス・コミュニケーションの分野では，恐怖心を煽る手法，いわゆる「フィア・アピール（fear appeal）」が広く用いられています。ヘルスプロモーションの専門家たちは，ヘルス・メッセージを作る際に，恐怖心の力を過大評価しがちです。本章では，説得力のあるメッセージの内容，構造，および効果に関する理論や研究を見ていくことで，フィア・アピールを使用することの是非について検証します。その際，タバコのパッケージに書かれている警告文なども例にあげながら論じていきます。

　6章でも述べたように，ヘルスプロモーション・メッセージの内容は，根拠に基づく理論や研究に裏付けられていることが重要です。しかし，フィア・アピールを用いた多くの研究は，どのようなメッセージが人の認知や行動を変容させるのかについての根拠が曖昧なまま行われています。さらに，下手なフィア・アピール・メッセージを用いると，ハイリスクの人（最も行動を変えなければならない人）には逆効果になってしまいます。本章の目的は，読者の皆さんがヘルスプロモーションのテキストの中にフィア・アピールを取り入れる前に，もう一度よく考えてもらうことです。本章を読み終えた後に，フィア・アピールにはたいした効果はないことがわかるはずです。

　本章の流れとしては，まずヘルス・コミュニケーションの実践場面においてフィア・アピールを使用することについての問題点を指摘します。次に，リスク行動による結果について，その重篤性に関わる情報は人の目を引きますが，実はそれほど説得力があるわけではないということを説明します。さらに，効果が見られたフィア・アピールの使用例についても紹介します。これらの紹介を行うことで，ターゲット・オーディエンスに対して，健康脅威が自分の人生に大きく関わるものであり，推奨される予防的行動の実行可能性に対して強い信念（セルフエフィカシー）を持つことが大切であることを認識してもらいます（6章参照）。

　実証的研究の結果に基づきながら，リスク意識を高める変容技法（例えば，メッセー

ジ・テイラリング；10 章参照）についてもふれます。さらに，脅威を回避するための具体的な活動の教示を与えることでセルフエフィカシーを増強させる方法も説明します。最後に，本書の共著者（3 章および 6 章）も述べているように，キャンペーンに使用する資料に問題がないか，テキストが制作者のねらいに合致しているかをチェックするために行う事前テストについても述べます。読者には，大規模な本試行の前に健康メッセージの効果を知ることで，フィア・アピールを使用すべきかどうかについて再考してもらいます。

学習の成果

本章を読み終えた後，あなたは次のことができるようになります。

1. フィア・アピールが，ターゲット集団を変容させるために有効かどうかについて，詳細な情報に基づいた判断ができる。
2. フィア・アピールの使用が逆効果になる状況を見極めることができる。
3. 効果的なフィア・アピールに必要な要素が何であるかを理解し，説得するために重要なポイントについて評価することができる。
4. 根拠に基づいた方法で，健康脅威に対する感受性や重篤性を強調するメッセージを作ることができる。
5. フィア・アピールを用いることのメリットとデメリットについて論じることができる。

8.1 ヘルスプロモーション実践における フィア・アピール使用の現状

　2001 年，欧州議会および欧州連合理事会は，タバコ（ただし，噛みタバコは除外）のパッケージに「喫煙には致命的な健康リスクがあります」という警告文の表示を義務づける指令（2001/37/EC）を出しました（Fontain & Engqvist, 2001）。さらに，2003 年 9 月 5 日の欧州委員会の決定（2003/641/EC）では，この警告文と一緒に，写真やイラストの警告ラベルも添付するように各加盟国に要請しました。このことについて，同委員会は以下のように述べています。

　　　カラー写真を用いた警告を行っている他の国々の成果を見る限り，禁煙のためにカラー写真やイラストを用いることは，人々に喫煙の健康被害を周知させ，禁煙に向かわせるためにきわめて効果的な方法である。このことは，経験的にだけではなく，研究によっても証明されている。(Byrne, 2003, p.24)

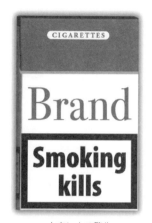
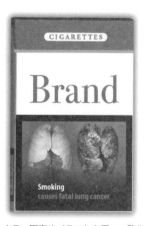

　　　文字による警告　　　　　カラー写真やイラストを用いて警告

© European Union

▲図8.1　欧州連合においてタバコのパッケージに用いられているフィア・アピールの一例（カラー口絵を参照）

　このように，同委員会は写真やイラストを用いた警告は根拠に基づいたものであると主張しています。

　また，同委員会は，健康被害に関する警告を広く普及させるために，各加盟国に対して根拠となる42項目について資料を示しています。この欧州の試みは，世界保健機関が行っている「タバコ規制に関する枠組条約」のサポートを受けて世界的なものとなっています。条項11.1.b.Vでは，160か国以上の署名国に対し，タバコのパッケージに健康被害に関する警告を記載するよう義務づけています（WHO, 2009）。しかしながら，実際に，写真やイラストの表示を義務化している国は，オーストラリア（2006年），カナダ（2001年），ブラジル（2002年），シンガポール（2004年），ベルギー（2006年），インド（2007年），ルーマニア（2008年），英国（2008年），およびスイス（2010年）のみであり，それほど多くはありません。

　図8.1を見てください。一方は2001年に欧州委員会が発令した「タバコがあなたを殺す」という太文字のメッセージが書かれたパッケージであり，もう一方は2003年に同委員会が発令した「タバコは肺がんの原因である」というメッセージとともに真っ黒になった喫煙者の肺の写真が添付されたパッケージです。両方ともかなり目を引くショッキングなパッケージです。

　このようなタバコのパッケージの警告表示は，典型的な「恐怖心喚起型コミュニケーション」です。他の分野でも同じような例が見られます。例えば，ニュージーランドのワイカト地方では，子どもの保護者たちが中心になって，学校の近くで自動車のスピードの出し過ぎを警告するキャンペーンを行っています。このキャンペーンでは，子どもの道路への飛び出しによる交通事故の生々しい現場写真を提示しています。またオーストラリア政府も，1980年代半ば，当時新たな不治の病として恐れられていたエイズについて警告するために，無防備な性行為と「死神」（死の象徴）を結びつけたキャンペ

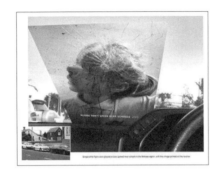
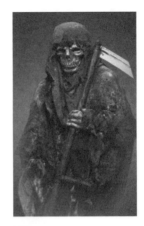
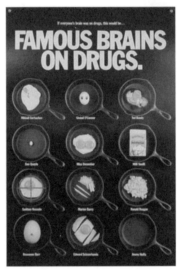

© Environment Waikato. Available at: http://creativity-online.com/work/environmentwaikato-please-dont-speed/8968
© Australian Department of Health. Available at: http://www.avert.org/media-gallery/image-236-the-grim-reaper-australia-aids-campaign-1987
© Capital Concepts, Inc

▲図 8.2　フィア・アピール・メッセージの一例の続き（カラー口絵を参照）

ーンを行っています。さらに，米国薬物禁止協定（PDFA）による「これが薬漬けのあなたの脳だ」キャンペーンでは，薬物による脳へのダメージに焦点を絞り，過度の薬物使用による末路を2つのテレビ公共広告とポスターを使って提示しました。図8.2は，キャンペーンに用いられた写真やイラストです。

　これらのキャンペーンは，以下のような想定のもとに行われています。つまり，人はリスク行動をとることによって引き起こされる悲惨な結果を見せつけられると，それまで行っていたリスク行動を減らし，その代わりに安全な行動を採択するようになるという想定です。しかし，そもそも，この想定は本当に根拠に基づいたものなのでしょうか。

8.2 フィア・アピールの人気は高い

　2002年にタバコのパッケージに警告表示が導入されると，ヨーロッパ中のメディア（テレビ，ラジオ，および新聞など）が注目しました。メディアはこぞって，喫煙者，非喫煙者を問わず，多くの市民に対して「これらの警告表示は禁煙につながると思うか」と尋ねる街頭インタビューを行いました。さらには，行動科学の専門家への諮問や国民調査まで行われました。特に，2003年に欧州委員会で決定された後では，筆者たちも多くのメディアに出演し，人を脅すようなメッセージを用いることの是非について論じました。

　2002年に，文字による警告表示が導入された当初，メディアは警告表示を容認する意見のほうを多く取り上げていました。例えばオランダでは，「喫煙は肌に悪い」というメッセージに動揺する若い喫煙者にリポートし，放送していました。また，導入直後の国民調査でもこれらの警告表示により，喫煙者が減少するであろうと予想されていました。テレビやラジオの討論番組も，この警告表示の導入によってタバコをやめたという人たちを数多く取り上げて，放送していたのですが———実は，このやめた人たちの多くが再度吸い始めていたという事実については黙殺されていたのです。禁煙後の再発率はきわめて高く，90％の人が再び吸い始めるといわれています（Hajek et al., 2009）。

　しかし，介入を計画する側の人たちの中にさえ，フィア・アピールを用いたメッセージには強い説得力があると信じて疑わない人がいます。214の研究を対象とした最近のメタ分析（または，定量的論文レビュー）によると，「リスク情報」および「行動により引き起こされる（ポジティブ／ネガティブな）結果に関する情報」の2つは，このレビューの中で取り上げられた29の技法のうち最も使用頻度の高い技法でした（Sheeran, 2006；Albarracín et al., 2005も参照のこと）。

　世界保健機関（WHO）と欧州連合（EU）がタバコの既存の警告表示に写真やイラストを追加するように要請していることもあって，政治家や役人の間では恐怖心を煽る手法の評判が高いのです。しかし，この人気が本当に根拠に基づいているのかは明確ではありません。タバコのパッケージに警告のための写真やイラストを貼付することの根拠は，明らかに，手に入れにくい政府のレポートで見つけられるだけです。定量的レビューやピア・レビューで示されている根拠を見ても，フィア・アピールの正当性を主張するには不十分です。また，フィア・アピールが有効であるとする科学的根拠があったとしても，それが本当に研究結果を適切に解釈して得られたものなのかどうかという疑問も残ります。

8.3　評価研究から導き出された根拠の質

　評価を行っている研究のすべてが，等しく，その有効性について確固たる根拠を示しているわけではありません。よほど強い根拠が示されている場合を除いて，先行研究のとおりに介入を再現したからといって同じような効果が得られるとは限りません。だからこそ，複数の評価研究の結果をまとめたレビュー（メタ分析を含む）を参照しなけれ

ばならないのです（特に，確固たる根拠を報告している，優れた評価研究だけを選んだレビューほど良いのです）。

　ときに政策立案者は，介入を成功に導くために必要な根拠をレビューするのではなく，政策を支持するために都合の良い評価研究をピックアップしてしまいます。ハモンドら（Hammond et al., 2004）は，権威のある雑誌『American Journal of Public Health』に掲載された研究の中でも，研究デザインに不備がありながらも多くの注目を集めた研究を紹介しています。この研究の著者たちは，タバコのパッケージの警告表示に悪影響がないので直ちに実施すべきであると結論付けました。その根拠は，警告表示が発令された後に行われた自己報告に基づく研究から導き出したものでした。著者たちの主張は，フォローアップ時における警告表示に対する感情的な反応が禁煙への試みを予測していたというものでした。しかし，この研究には統制群が設けられていませんでした。通常，研究を行う際には，経年変化の影響を考慮するために，統制群を設ける必要があります。そのため，この研究デザインでは，「警告表示によって禁煙したくなる」という因果関係について厳密に言及することはできず，根拠が弱いと言わざるを得ません。恐怖心を煽るようなメッセージでなければ，禁煙への試みを生起させられないと考えることはできません。さらに言えば，ここでは測定されていませんでしたが，タバコの価格上昇や喫煙に関する法的規制などの「第3の変数」の影響についてもふれられておらず，この研究では警告表示によって実際に禁煙した者が増加したのかどうかも明らかにされていませんでした（Marteau & Hall, 2001; Ruiter & Kok, 2005, 2006）。そもそも，喫煙者に「禁煙をするつもりがありますか」と尋ねると，大多数の喫煙者は「禁煙しようと思っています」と回答する傾向があります（National Cancer institute, 2000）。喫煙者の多くはタバコをやめたがっているのです。

　顕著な効果を示した介入であっても，再現することができないものは数多くあります。再現できるのは，無作為化統制試験など厳格な実験デザインによって導かれた根拠に基づく介入だけです。優れたデザインの実験研究だけが，キャンペーンが行動の認知的先行要因（例えば，態度や意図など―6章参照）や行動（Strahan et al., 2002）に与える影響，および両者の因果関係を明らかにすることができるのです。実験研究には，根拠を強化するために押さえておかなければならないいくつもの重要な要件があります。それらは以下のとおりです。

1. ヘルスプロモーション・メッセージを受け取らない統制群を設定する。これにより，ヘルスプロモーションのための介入以外の自然発生的要因の影響を把握することができる。
2. 理想的には，参加者を統制群と実験群（ヘルスプロモーション・メッセージを受け取る群）に無作為に振り分ける。無作為に振り分けることによって，キャンペーンの効果に影響を与える要因を統制群と実験群に均等に分散させることができる。もし無作為に振り分けることができない場合は，似た特性を持つ者同士をマッチングさせながら統制群と実験群に振り分ける（Rossi & Freeman, 2004）。
3. 信頼性と妥当性の高い測度を用いる。この測度には，行動を測定する自己報

告や客観的測度だけではなく，行動変容や予防行動に関連する認知の測度も含まれる（6章参照）。例えば，唾液中のコチニンを測定すれば，最近喫煙したかどうかを客観的に把握できる。
4. ヘルスプロモーション・テキストによる介入の前後で，それぞれの測度について実験群と統制群でどの程度の差が生じるかを評価する。
5. できれば，ターゲット集団を代表する大規模なサンプルを用いることが望ましい。
6. 観測された行動変容がどのくらい持続するかを検証するために，長期間のフォローアップを行うことが望ましい。

8.4 恐怖心を煽ることは行動変容につながるのか？懸念される根拠

　実験社会心理学におけるいくつかの研究は，恐怖心を煽る情報の説得力について報告しています。それらの研究によると，「フィア・アピールには効果があるはずだ」という大方の予想に反して，人は恐怖心を煽られると，その危険性を否定し，偏った情報処理を行い，メッセージから目を背ける，といった防衛的反応を引き起こすことが示されています（例えば，Brown & Locker, 2009）。特に，健康脅威に対して敏感な人ほどこの防衛的反応が顕著に見られます。

　脅しの健康情報が「逆効果」になることはすでに証明されており，その1つにリバーマン & チェイケン（Liberman & Chaiken, 1992）の研究があります。彼らは，自分に強く関連する情報であれば，それを脅迫的なメッセージとして防衛的に処理する傾向があると報告しています。彼らは，コーヒーを愛飲する女性とそうでない女性を対象に，コーヒーと線維嚢胞性疾患の関係について恐怖心を煽る情報を与え，そのメッセージ効果を比較しました。その結果，愛飲者は非愛飲者に比べて，カフェインと線維嚢胞性疾患の関係を信じようとはしませんでした。さらに重要なことは，愛飲者は防衛的で偏った方法を用いて，メッセージの中の「脅し」の部分を体系的に処理（解釈）していたことです。彼女らは，①カフェインと線維嚢胞性疾患との関係に疑問を投げかける情報に対してはそれほど批判的ではなく，②両者の関係を支持する情報に対して批判的でした。つまり，健康メッセージが自分に強く関わっている場合は，その内容に対して防衛的になり，結果的に恐怖心を煽る情報に対して偏った方法で処理していたのです。厄介なことに，これらの結果は，最もリスクが高い人が，最も恐怖心を煽るメッセージを拒絶することを示唆しています。

　AIDS予防の研究においても，ケラー（Keller, 1999）は，恐怖心を煽るメッセージがハイリスクの人たちにあまり効果がないことを報告しています。過去6か月の間に安全な性交渉，すなわちコンドームを使用した性交渉を行っていなかった人（つまり，最もこのメッセージに関係する人たち）ほど，危険な性交渉によって引き起こされる結果（AIDS関連のがん，梅毒，死亡）についてふれている，恐怖心を煽るメッセージを受け入れず，その内容を過小評価，もしくは否定していました。メッセージが過小評価さ

れると大いに疑われる内容は以下です。それらは，①自分が性感染症（HIV を含む）に罹患する可能性について，②罹患した場合の重篤性について，③推奨されている行動（コンドームの使用など）の有効性について，でした。逆に，過去 6 か月間にコンドームを使用して安全な性交渉を行っていた人（すなわち，このメッセージとの関わりが薄い人たち）が恐怖心を煽るメッセージを受け取った場合，そうではないメッセージを受け取った場合よりも，コンドームを使用する意図を高め，メッセージ内容を過小評価することなく受諾していました。つまり，皮肉にもフィア・アピールは必要のない人たちに対して，より効果的に働く代物なのです。

　恐怖心を煽るメッセージを使うことで，メッセージへの注意を高めることができるでしょうか。答えは「イエス」です。人は確かに恐怖心を煽るメッセージに注意を向けます。しかし，あくまで「防衛的」にです。脅すようなメッセージは，それを「避けよう」とさせているに過ぎません。最近の脳波（EEG）を測定した研究では，喫煙者は，恐怖心を煽る情報（例えば，病に侵された肺の写真）を避け，恐怖心とは関係のない情報（例えば，ただタバコを持っているだけの写真）のほうに注意を向ける傾向があることを報告しています。この傾向は，非喫煙者では見られません（Kessels et al., 2010）。

　なぜ人が自分に脅威を与える情報に対して防衛的な反応を示すのかについては，認知的不協和理論を用いて説明することができます（Festinger, 1957）。この理論によれば，人は自己の信念システムの矛盾に気づいたとき，この矛盾を変えたいと望む不快な状態を経験します（例えば，私は死にたくない，しかし，タバコを吸えば寿命を縮める）。もし，ここで，危険を遠ざけるためにタバコをやめることができれば，この不協和は解消されます。しかし，この方法が困難な場合，メッセージ自体を否定すれば，行動と結果の間に生じた不協和を解消することができます。つまり，恐怖心を煽るようなメッセージは自分とは無関係である，もしくはメッセージの内容が間違っていると思い込むことです。そうすることで，認知的・感情的なダメージを軽減させることができるのです（Keller, 1999; Liberman & Chaiken, 1992）。

　次に，恐怖心を煽ることは行動変容につながるでしょうか。答えは「ノー」です。恐怖心を煽ることによってリスク行動を行っていない健康な人の行動維持には多少役立つかもしれませんが，リスク行動を行っている人，つまり最もターゲットとすべき人に対しては悪影響でしかありません。安全な行動を採択させるために，ハイリスク集団に対して恐怖心を煽るメッセージを使用することは，実験研究の結果と矛盾しています。むしろ，恐怖心を煽るようなメッセージが結果的に健康に悪影響を及ぼすことを実証的根拠が強く示唆しています。

　メッセージの内容に強く関わっている人は，恐怖心を煽るメッセージを否定し，その信頼性や関係性に疑問を抱く傾向にあります。通常，健康関連メッセージを作成する際，「個人に関連させる」というやり方は，注意を引きつけ，認知的処理を促進させるために有効な方法とされています（10 章参照）。しかし，これが，恐怖心を煽るメッセージだと逆効果なのです。つまり，最も変わらなければならない人（メッセージに最も関係し，最も怯えている人）が，最もメッセージに対して防衛的になって拒絶してしまうのです。

8.5 恐怖心を煽るメッセージを受け入れさせるために何ができるのか？　支持する結果

　恐怖心を煽るメッセージが，拒絶されることなく，対象者のやる気を高めることを示す研究がいくつか存在します。まだ始まったばかりの研究テーマではありますが，「自己肯定化（self-affirming）」によって，恐怖心を煽るメッセージに対しても，受容的で公正な判断ができるようになる可能性が示されています。自己肯定化とは，重要な価値や望ましい特性に関わる問題に直面したときに，今ある自分の価値観や属性について内省を行う手続きです。例えば，ハリス & ナッパー（Harris & Napper, 2005）は，アルコールに依存しているが自己肯定化されている女性たちを例にあげ，彼女たちはアルコール摂取と乳がんとの関連性について書かれた記事を読んでも，そのメッセージを拒絶することなく受け入れていたことを報告しています。彼女たちは，自らリスクがあることを自覚し，メッセージに恐怖心を抱き，飲酒量を減らす意図を示していました。その他の研究でも，自己肯定化された喫煙者たちは，自己肯定化されていない喫煙者よりも，タバコのパッケージに貼られた写真やイラストの警告に対して抵抗感が低くなったことが示されています（Harris et al., 2007）。同様に，先に紹介したリバーマン & チェイケン（Liberman & Chaiken）の研究でも，自己肯定化されたコーヒー愛飲者は，自己肯定化されていない人と比べ，カフェインと線維嚢胞性疾患の関係を示す，恐怖心を煽る情報を肯定的に受け入れていました。つまり，自己肯定化できていない人たちはメッセージを否定することで自己イメージを守ろうとしているのかもしれません（Sherman & Cohen, 2002）。この自己肯定化の効果とセルフエフィカシーの増強については，今後さらなる研究が求められています。

8.6 フィア・アピールを理解する

　フィア・アピールは，予防のための動機づけや自己防衛的な行動を促進させるために，人の恐怖心を煽る説得的なコミュニケーションです（Rogers & Deckner, 1975）。恐怖心を喚起させるということは，恐怖刺激によって不快な感情状態が生起させるということでもあります。この感情状態には，恐怖心を軽減させるために，認知的，感情的，および行動的反応とともに，生理的な覚醒も含まれています。

　フィア・アピールは大きく2つのタイプに分けることができます。まず，1つ目は，対象者に脅威（例えば，がん）を提示し，それが自分にも関係している（例えば，喫煙は肺がんの罹患率を高める）と自覚させることで脅威への感受性を高め，その脅威が重大な結果を引き起こす（例えば，肺がんを患って死につながる）ことを伝える方法です。恐怖心を喚起させるためには，結果の重篤性と個人の感受性という2つの情報が必要になります。例えば，精巣がんについて考えてみてください。精巣がんは（若い）男性にとっては脅威であり，恐ろしい疾患ですが，女性にとっては何の関係もありません（よって，精巣がんがいくら恐ろしい疾患であっても，女性は恐怖を感じません）。フィア・アピールの2つ目は，推奨される予防的行動を行えば，「安全な状態」が強化されるこ

とを伝えるタイプです。こちらは，推奨行動を実施することで脅威が和らぐことを伝え，推奨行動に対する受容を高めさせます。例えば，「禁煙することで肺がんを予防することができます」といった，反応（つまり，コーピング行動）の有効性を認知させる方法です。さらに，「禁煙を手助けする無料の支援団体があります」という情報を流し，効果的な予防行動が簡単に行えることを教えることでセルフエフィカシーを高める方法もあります。ウィッテら（Witte et al., 2001）は，効果的なフィア・アピールをデザインした実践的な手引きを作成しています。

　フィア・アピールの研究においても，いくつかの理論的枠組みが適用されています。なかでも最も広く適用されているモデルは，「防衛的動機づけ理論」（Rogers, 1983）です（詳細は，Ruiter et al., 2001 参照）。この理論に基づくと，人はフィア・アピールに対して脅威とコーピング（対処）の2種類の評価を行うとされています。脅威の評価には，脅威の重篤性とそれに対する個人の感受性が含まれます。一方，コーピング評価には，コーピングを行うことによる効果（反応の有効性）についての評価と，自分がそのコーピングを成功裏に行うことができるか（セルフエフィカシー）という評価が含まれます。これらの評価を総合して，防衛的動機づけ，もしくは「推奨を採択するかどうかの意図」が決定されます（Rogers, 1983, p. 158）。

　「拡張パラレルプロセス・モデル」（extended parallel process model: EPPM; Witte et al., 2001）では，先の考え方を発展させ，「脅威を知覚することが，最初に危険をコントロールしようとするプロセスを引き起こす」と説明しています。危険のコントロールは，人を防衛的にさせ，危険を軽減させる行動に向かわせるための重要な働きです。脅威を感じるメッセージを受け取った際に，もしも推奨された行動が実行可能で，なおかつ効果がありそうであれば，人はその推奨に従います。逆に，推奨行動には効果がない，もしくは自分はその推奨行動を行えそうにないと判断した場合には，結果的に脅威の知覚が恐怖心を喚起することになります。そこで，この不快な感情を軽減するために，恐怖心のコントロールが必要になります。危険自体を避けることはできませんが，脅威メッセージを過小評価，もしくは否定するなど，恐怖心をコントロールするための方法を見つけなければなりません。危険からは逃れられませんが，メッセージを否定しさえすれば恐怖心からは逃れることができます。EPPM は，防衛的動機づけ理論とは異なり，危険と恐怖の両方のコントロール・プロセスを組み込んでいます。図8.3 は，危険コントロールと恐怖コントロールのプロセスにおける先行要因と結果を模式的に表したものです。

　防衛的動機づけ理論と EPPM は，いろいろな研究で検証されており，それらの結果については，いくつかのメタ分析によってまとめられています（De Hoog et al., 2007; Floyd et al., 2000; Milne et al., 2000; Witte & Allen, 2000）。種々の行動における研究領域では，実験，非実験研究にかかわらず，脅威への評価（すなわち重篤性，感受性），コーピングの評価（反応の有効性，セルフエフィカシー），および危険のコントロール反応の三者には関連があるとされています。一般的に，脅威の重篤性，感受性，反応の有効性，およびセルフエフィカシーの知覚は，防衛的動機づけ（すなわち，推奨されたリスク低減活動を採択する意図）と正の相関関係があることがわかっています。しかしながら，危険を低減する意図が反応の有効性，また特にセルフエフィカシーと相対的に関

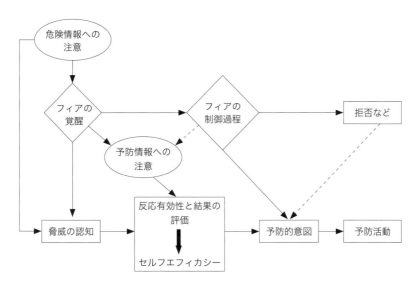

注：図の円は，フィア・アピールへの最初の反応を表しています。ひし形は，自動的な感情反応を意味し，長方形によって表現された意識的な認知反応と対比されています。実線は効果を促進し，点線は抑制を表しています。

▲図 8.3　危険コントロールと恐怖コントロールのプロセスの模式図 (Ruiter et al., 2001)

係が強く，またその関係性が一貫して見られている一方で，主観的な感受性や主観的な重篤性とは関係が弱く，一貫した結果が得られていません（Floyd et al., 2000）。また，デ・ホーら（De Hoog et al., 2007）のメタ分析では，怖いイメージを使ったメッセージとそうでないメッセージの有効性に違いがないと報告しています。同様に，ミルンら（Milne et al., 2000）のメタ分析でも，脅威の評価（重篤性の知覚および感受性）および反応の有効性は，将来の行動を予測しないと結論付けています。対照的に，セルフエフィカシーと意図は，将来の行動を強く予測すると報告されています。これらの結果から，リスク軽減行動に向かわせるフィア・アピールの要素は，反応の有効性（すなわち，危険を避けるための行動の提案）とセルフエフィカシーの強化（すなわち，誰でも予防行動を成功裏に行うことができるという提案）であり，脅威の重篤性を伝えることや脅威に対して敏感にさせることではないことがわかります。

　まとめると，フィア・アピールの理想的な構造自体は 45 年以上にわたってあまり変わっていません。しかし，これまで健康メッセージを作る際に，根拠に基づいた理論はほとんど適用されてきませんでした。脅威を軽減させる推奨行動の効果（反応の有効性）や推奨行動の実行可能性（セルフエフィカシー）の知覚を高めるような情報が重要であるにもかかわらず，いまだに，それらの情報ではなく健康リスクを強調した生々しい画像が使われ続けています。この根拠に基づく理論的モデルをうまく使いこなせていないことが，ハイリスク者（特に変わらなければならない人）に対して，脅すメッセージが逆効果になっている原因でしょう。人は不適切なコーピング情報を提供されると，脅威に対処することに無気力になります。そうなると，脅威を否定することでしか，健康上の脅威による不快感を取り除くことができなくなってしまいます。

8.7 根拠に基づくフィア・アピールをデザインする

リスク行動に対する効果的なメッセージをデザインするには，ターゲット・オーディエンスに対して自分が健康脅威に曝されていることを認識させ，同時に自分は効果的なリスク軽減行動を実施することができるという強い信念を持たせることが必要です。

喫煙が重大な健康上の問題を引き起こすというメッセージ（重大性に関する情報）を伝えたからといって，必ずしも受け取る側が自分のこととして捉え，問題に向き合うとは限りません。問題に向き合うかどうかは，脅威に対する個人の感受性や脅威との関わりの強さによります（Ruiter et al., 2001）。

人々は，彼ら自身の感受性（例えば，私の母も祖父も生涯を通してタバコを吸っていたが2人ともがんを患っていなかったので，私はがんにはならない）を受け入れることなく，関連する脅威（例えば，自分は喫煙しているので肺がんのリスクがある）を認識することができます。現実的な挑戦とは，危険に曝されているターゲット集団のメンバーに脅威に対する感受性を高めることによって自分にもリスクがあることを認識させることが重要なのです。セルフ・モニタリングやフィードバックはそのための手助けになります（7章参照）。自分の行動をモニタリングさせることで，その結果からリスクを把握させることができます。例えば，喫煙，飲酒，食事などの行動パターンをもとに，手動，もしくはコンピュータによって（10章参照）罹患リスクを「高・中・低」の3段階で評価させ，フィードバックを与えれば，対象者は自分の現状を知ることができます。それが個人のリスク評価になります。推奨量以上に脂質を摂取しているにもかかわらず，自分では少ないと信じている人がいるかもしれません。コンピュータ・テイラリングによって，正確な脂肪摂取量を知らせれば，感受性の向上にもつなげることができます（例えば，Brug et al., 1998）。

ここまで，フィア・アピールを用いる際には，反応の有効性およびセルフエフィカシ

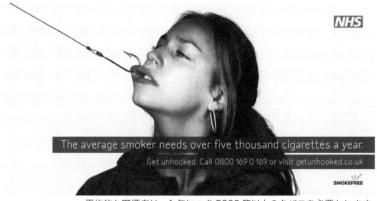

平均的な喫煙者は，1年につき5000箱以上のタバコを必要とします。
参照：Available at: http://smokefree.nhs.uk/resources/resources/product-list/detail.php?code=1724906340

▲図8.4 英国保健サービス；禁煙「引っ掛かるな」（国王の著作権）(Department of Health, 2009)（カラー口絵を参照）

ーが重要であることを強調してきました。喫煙についていえば，「禁煙すれば肺がんの罹患率は劇的に減少します。そして，あなたなら禁煙できます。」と説得することが理想的です。しかし，禁煙は1人ではなかなか成功しません。1人で禁煙に挑戦した場合，おおよそ80％の人が1週間以内に再発します。1人で禁煙に挑戦した人のうち6か月以上続く人はわずか4％であり，さらに生涯を通して禁煙を続けられるのは2％に過ぎません（West, 2006; Zhou et al., 2009）。しかし，投薬と行動的支援の両方（もしくは，いずれか）を用いた場合，最小限の介入（例えば，主治医とのカウンセリング）を行うだけで成功率が6％になります。さらに，訓練を受けたカウンセラーによる集中的なカウンセリングとニコチン補充療法を併用すれば，成功率は26％にまで増加します（West, 2006; Zhou et al., 2009）。

　したがって，肺がんの重篤性を強調するよりも，禁煙を支援する効果的なサービスを受けることができるということを宣伝するべきなのです。この考え方は「引っ掛かるな（Get Unhooked）」というスローガンを掲げた英国の保健サービスキャンペーンの中でも実践されています。このキャンペーンでは，多くの喫煙者が本当は禁煙したいのにできないでいることをよく理解していました。したがって，図8.4のような画像とメッセージを使って，禁煙することの難しさを強調しつつ，電話番号やウェブサイトの情報を提供しながら有効な手助けを利用することをすすめたのです。このアプローチは，先に紹介した研究結果に基づいたものといえます。

8.8　意図と行動のギャップの橋渡しをする

　説得的メッセージが体系的にデザインされていれば，予防行動に対するセルフエフィカシーを高めることができます。さらに，特定の行動の実施方法（Leventhal et al., 1965）や意欲を高めるプロンプト（Gollwitzer & Schaal, 1998）を教示することで，いわゆる「意図と行動のギャップ」の橋渡し役を果たします。この「ギャップ」とは，リスク行動を止めようとする意図があっても，実際の行動変容に結びついていない状態をさします（Webb & Sheeran, 2006）。

　リーベンサールらは，どのように予防活動をとらせるかについて，恐怖の喚起と特定の予防的活動の関係を研究しました（Leventhal et al., 1965）。この研究では，被験者に，破傷風の怖さを強調するメッセージとそうでないメッセージを読ませ，地元の病院でワクチンの接種を受けることをすすめました。半数の人は病院の位置が示された地図を受け取り，病院に行く時間を確保するためにスケジュールを調整するように指示されました。つまり，この研究の教示では，フィア・アピールと行動計画プロンプト（7章参照）の2つの行動変容技法を組み合わせていました。結果は，恐怖心を煽られた人のほうが，煽られなかった人よりも，破傷風の注射に対して肯定的な態度と意図を示していました。つまり，フィア・アピールが動機づけを高めるために有効に働いていたのです。逆に，予想通りではありますが，計画づくりの教示は態度や意図に影響を与えていませんでしたが，行動には影響を与えていました。注射を受けたのは，教示を受けなかった人が3％であったのに対し，教示を受けた人では30％に上っていました。このように，恐怖

心の喚起は，動機づけを高めるのに効果的に働くものの，それのみでは行動変容にまでは結びついていませんでした。ただし，動機づけは行動にとって不可欠な要素です。そのことを示すように，統制条件（恐怖メッセージを受けなかった条件）の人は，計画の教示を受けたかどうかにかかわらず，病院に注射を受けに行っていませんでした。恐怖や脅威の知覚は行動する動機づけの基礎を築き，一方で，特定の計画づくりについての教示は，意図から行動への移行を促進させたのです。

意思決定後のプロセスに関するこれら最近の研究結果は，なぜ行動の意図が同じように存在しながら，ある人は行動に移し，ある人は行動に移さないのかを説明しています（Abraham et al., 1999）。行動の意図には，「～であれば～するつもりです」という条件つきの形も含まれています（例えば，行動に合った文脈や手がかりがあれば，行動を起こすつもりです，など）。ゴルヴィツァー（Gollwitzer）によれば，環境上の手がかり（きっかけ）が存在するときに，意図を持った人は自動的に行動に向かおうとします（この根拠に関連するレビューは，Gollwitzer & Sheeran, 2006 を参照）。ただ，このような研究の根拠はあるものの，恐怖心を喚起する健康情報と特定の行動についての教示を組み合わせて提示する方法はあまり見られません。

私たちは，「今すぐにタバコをやめてください」「妊娠を望まないならコンドームをつけてください」「運転するならお酒を飲まないでください」などの忠告を行います。多くの人は，脅威を回避するために，これらの推奨行動の効果をよく理解しています。しかし，そうだからといって行動に移す人は多くありません。つまり，そのために何を行わなければならないのかということを明確に教示してあげることが必要なのです（7章参照）。その際，最初は簡単なことから始めさせ，徐々に複雑な行動へとステップアップさせていくことが効果的です（いわゆる，行動変容アプローチの「段階的ステップ」です）。オーストラリア政府は，同じコマーシャルの時間帯で，恐怖心を煽るコマーシャル（喫煙による悲惨な顛末を見せるもの）を流した後，喫煙者に対して「禁煙支援の相談室」に電話するよう促すコマーシャルを流しました（http://www.quitnow.gov.au を参照）。電話すること自体は，禁煙の第一歩として簡単な行動であり，マスメディアを用いたキャンペーンの行動アウトカムの指標にも使えます。

8.9 結　論

ヘルスプロモーションの実践場面でフィア・アピールを使用することには反対してきましたが，どうしても使うのであれば，必ず研究の根拠に基づいて使用してもらいたいと思います。また，これまでのところ，脅す健康メッセージには理論が十分に活かされていないことも強調しておきます。脅威の重篤性にばかり重点が置かれており，この脅威を回避するために効果的な方法の情報が不足しています。本章において，重篤性の情報（つまり，恐怖心を煽る要素）は，人々を予防的な活動に向かわせるのにきわめて弱い予測因であることを示しました。むしろ，重大性に関する情報は人に防衛反応を引き起こさせ，逆効果となります。ただし，これらの副作用については，脅威に対して関心を向けるように説得しながら，どのようにすれば推奨行動を実行することができるかに

ついての具体的な教示を与えることによって回避することができるかもしれません。最後に繰り返しになりますが，ヘルスプロモーションのテキストに恐怖心を煽るメッセージを用いるのであれば，もう一度よく考えてください。そんな方法を用いなくても，本書には，リスクを軽減させるためにセルフエフィカシーを高め，行動変容を促す数多くの優れた技法が紹介されています。

注記

　読者は，脅威の情報とコーピングの情報のどちらを先に提示するかでフィア・アピールの説得力に影響があるのではないかと疑問に思うかもしれません。この問題については，これまでのところ，コーピングを先に提示することのメリットを支持する研究結果は得られていません。脅威を先に提示するほうが一般的であり，こちらのやり方は，古くは動因低減説に，新しくは拡張パラレルプロセス・モデルによって支持されています。

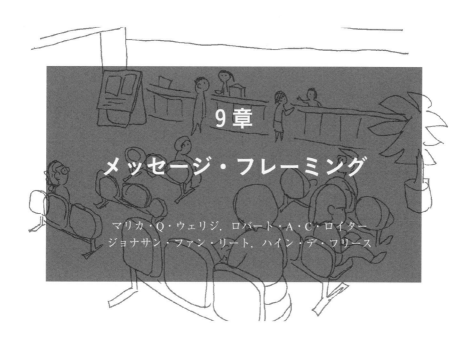

9章
メッセージ・フレーミング

マリカ・Q・ウェリジ，ロバート・A・C・ロイター
ジョナサン・ファン・リート，ハイン・デ・フリース

　人の健康行動変容を促す効果を最大化させるためには，ヘルスプロモーションメッセージの中に，変容させるべきターゲット行動や行動変容技法について厳選された情報を盛り込むことが重要です（6章および7章参照）。

　本章の目的は，これまでの章でふれてきたテキストのレイアウト，メッセージの提示方法（2章〜5章参照），および内容の提示方法（6章〜8章参照）だけではなく，「正しい言葉遣い」，すなわちフレーミング（framing：言い回し）がメッセージの説得力に影響を及ぼすことを知ってもらうことです。

　例えば，米国がん協会（American Cancer Society, 2008）のウェブサイトに記載されている以下の例文を見てください。

> 　適正体重を維持することは，がんや心疾患，肥満といった慢性疾患への罹患リスクを低減するために重要である。過体重や肥満は，乳がん，閉経後の女性における結腸がん，子宮内膜がん，食道がん，腎臓がん，およびその他の臓器を含む，いく種類かのがんへの罹患リスクを高める。過体重になると，様々な機序によってがんの罹患リスクが高まる。主要な機序としては，体内のエストロゲン・ホルモンやインスリンの生成と循環を促進することで，がん細胞の成長を刺激するということがあげられる。

　この例文では，人の減量に対する動機づけを高めるために，過体重による健康リスクや悪影響が強調されています。これは，ロス・フレームド・メッセージ（loss-framed message：行動を実施しないことによって生じる心身への悪影響や不利益を強調した言い回し）と呼ばれます。これに対し，健康行動を実施することによる利点を強調したメッセージをゲイン・フレームド・メッセージ（gain-framed message：行動の実施による好影響や恩恵を強調した言い回し）と呼びます。このように，メッセージ・フレーミン

グの種類は，「ロス・フレームド・メッセージ」と「ゲイン・フレームド・メッセージ」の 2 つに分類されます。

1. ゲイン・フレームド・メッセージでは，あなたが健康行動を実践することによって得られる恩恵が強調される。例えば，「もしあなたが適正体重を維持できるならば，がんに罹患するリスクを低減させることができます。」などである。
2. ロス・フレームド・メッセージでは，健康行動を実施しなかった場合に生じる悪影響が強調される。例えば，「もしあなたが過体重や肥満ならば，がんに罹患するリスクが増大します。」などである。

メッセージ内容自体は，どちらのフレーミングも「対象となる人々が適正体重を維持できるように努力させたい」というように，同一のものであることに気づいていただけると思います。それにもかかわらず，ゲイン・フレームド・メッセージとロス・フレームド・メッセージによる説得の効果には違いが生じます。

このように，効果的な健康メッセージを作成する際に，意図した通りの効果を期待するのであれば，どちらのフレーミングを活用すべきかについて把握しておくことが重要です。本章では，効果的な健康メッセージをデザインするためにフレーミングの使用方法に関するガイドラインを提供します。しかし，この 2 つのフレーミングのどちらが優位か（効果的か）については，必ずしも一貫していません。フレーミングの優位性は，その時々の事情や状況に依存します。本章では，メッセージのフレーミングに関する理論的背景を簡単に紹介した後，ゲイン，あるいはロス・フレームド・メッセージがより効果的に作用する状況に焦点を当てていきます。

学習成果

本章を読み終えた後，あなたは次のことができるようになります。

1. プロスペクト理論(Prospect theory)に基づいて，健康行動変容メッセージにおけるゲイン，およびロス・フレームド・メッセージの効果の差異を理解することができる。
2. ゲイン，およびロス・フレームド・メッセージを作成することができる。
3. ゲイン，およびロス・フレームド・メッセージの効果に影響を与える要因をリストアップすることができる。
4. ゲイン，およびロス・フレームド・メッセージの有用性の背景にあるメカニズムを理解することができる。
5. ヘルスプロモーション・キャンペーン資料を作成する際に最も効果的なフレーミングを選択することができる。

9.1　メッセージのフレーミングとプロスペクト理論

　人がゲイン，あるいはロス・フレームド・メッセージを提示されたときに反応が異なることに関しては，トベルスキー & カーネマン（Tversky & Kahneman, 1981）の実験で報告がされています。この実験では，人は，一般的に行動を実施することの結果について，恩恵の面から捉えた場合にはリスクを避けようとし，損失の面から捉えた場合には進んでリスク（新しい行動に挑戦）をとる傾向があることを明らかにしています。彼らの行った「アジアの疾病問題」と呼ばれる古典的な実験では，対象者に対して，突如発生した「アジアの疾病」が 600 名に与える影響に関する情報を伝えました。対象者には，ゲイン（対策プログラム A および B），あるいはロス（対策プログラム C および D）の 2 つのフレームで疾病への対策が提示されました。さらに，ゲインおよびロス・フレームド・メッセージの両条件ともに，確実（あるいは，確定的な）な結果を表現したものとリスクを伴う（あるいは，見込みがある）結果を表現したものの 2 つのパターンが用意されました。つまり，この手続きによって，4 つの異なるメッセージが作成されました。表 9.1 に，この実験で作成された 4 つのメッセージを示します。

　表 9.1 を見てわかるように，ゲイン・フレームド・メッセージ条件では，両メッセージともに，対策の実施による恩恵，すなわち予測される生存者の数が示されています。ロス・フレームド・メッセージ条件においては，両方のメッセージともに，対策を実施したとしても失われるであろう生命，すなわち予想される死者の数が示されています。実質的には，表 9.1 にあるプログラム A から D の 4 つの効果の期待値は同等です。ゲイン，あるいはロス・フレームド・メッセージへのフレームへの変更によって，疾病による影響力や罹患による末路が変わるわけではありません。トベルスキー & カーネマン（Tversky & Kahneman）は，この実験から，ゲイン・フレームド・メッセージを用いた場合，対象者はプログラム B よりも A（確実で／確定的な結果を示すメッセージ）を好むことを見出しました。一方で，ロス・フレームド・メッセージによる介入の場合，対象者は，表 9.1 で灰色の網掛けで示したように，プログラム C よりも D（リスクの伴う／見込みがある結果を示すメッセージ）を好むことがわかりました。これらの知見に基づくと，一般的に，人は，恩恵の見地から結果を判断した場合には，リスクを避けよ

▼表 9.1　「アジアの疾病問題」実験で用いられた 4 つのテキスト　(Tversky & Kahneman, 1981)

	ゲイン・フレームド・メッセージ	ロス・フレームド・メッセージ
確実で／確定的な結果	もし，対策プログラム A を採択するならば，200 名は助かるでしょう。	もし対策プログラム C を採択するならば，400 名は亡くなるでしょう。
リスクを伴う／見込みのある結果	もし，対策プログラム B を採択するならば，3 分の 1 の確率で 600 名全員が助かり，3 分の 2 の確率で誰も助からないでしょう。	もし，対策プログラム D を採択するならば，3 分の 1 の確率で誰も亡くならず，3 分の 2 の確率で 600 名全員が亡くなるでしょう。

注：灰色の網掛け部分は，本実験において対象者に好まれたメッセージを示している。

うとし，コストや損失の見地から結果を判断した場合には，リスクの高い行動を進んで選択する傾向があることが明らかになりました（プロスペクト理論：Prospect theory；Tversky & Kahneman, 1981）。

9.2 健康関連行動の「危険性」の理解

　ヘルスプロモーターは，効果的なヘルスプロモーションを実践するために，メッセージの読み手がターゲット行動について「リスクを伴う」と考えているのかどうかを知る必要があります。理論的には，もし読み手がターゲット行動についてリスクを伴うと考えているのであれば，ロス・フレームド・メッセージを用いるほうが動機づけを高めることができるでしょう。逆に，ターゲット行動が「安全」と考えている場合は，ゲイン・フレームド・メッセージによる方略が推奨されます。

　では「リスクを伴う」健康関連行動とは，どのようなものなのでしょうか。例えば，日焼け止め剤の使用や運動の実施といった予防行動（prevention behaviors）は，健康維持のための行動であり，比較的安全でリスクの低い行動であると認識されています。一方で，乳房や睾丸の自己診断のような検出行動（detection behaviors）は，長期的には健康面でのメリットが期待されるものの，短期的には健康問題を発見する危険性を含んでいるために，リスクの高い行動と考えられています。比較的安全な予防行動に関するヘルスプロモーション・メッセージには，行動を実践することによって期待される恩恵に焦点を当てることが有効であり，比較的リスクを伴う検出行動を推奨するメッセージには，行動しないことによって予想される悪影響や不利益に焦点を当てることが効果的であるとされています（Rothman & Salovey, 1997）。

　この仮説は，多くの研究で支持されています。例えば，デトワイラーら（Detweiler et al., 1999）は，ビーチで楽しむ人々に対して，日焼け止め剤を使用することによる恩恵を強調したメッセージ（例えば，もし，あなたがSPF15以上の日焼け止め剤を使用すれば，あなたは肌の健康と寿命を守ることができます），もしくは日焼け止め剤を使用しないことによる悪影響を強調したメッセージ（例えば，もし，あなたがSPF15以上の日焼け止め剤を使用しなければ，あなたは肌の健康と寿命を守ることができません）というメッセージを提示しました。その結果，恩恵に焦点を当てたメッセージを読んだ人のほうが，より多く，日焼け止め剤の引き換え券を受け取っていました。さらに，このゲイン・フレームド・メッセージを読んだ人は，SPF15の日焼け止め剤の使用および使用継続に対する意図を高めていました。つまり，この研究では，リスクの低い予防行動がゲイン・フレームド・メッセージによって促進されるというプロスペクト理論に基づく仮説を支持していました。

　しかし，ゲイン・フレームド・メッセージが予防行動に説得力が強く，ロス・フレームド・メッセージが検出行動に説得力が強いという見解に反対する研究者もいます。例えば，「検出行動はリスクを伴うとみなされている」という一般的な仮説に疑問があるという意見です。人は，検出行動に対して短期的には好ましくない結果をもたらす可能性があると認識していても，長期的な視点からは早期発見・早期治療といった恩恵

があることを知っています。そのため，検出行動をリスクを伴うとは認識しないのではないかということです（Cox et al., 2006）。このようにプロスペクト理論に反論があることに加えて，53 の実証研究に基づくメタ分析の結果では，乳がんの検出行動におけるゲイン・フレームド・メッセージに対するロス・フレームド・メッセージの優位性は，ほんのわずかしかないことが明らかになっています。その他の検出行動（皮膚がんをはじめとするその他のがん，口腔衛生の問題，その他様々な疾患）に関しては，いまだ十分な研究が行われていません。また，93 の研究を対象とした予防行動の推奨におけるゲイン・フレームド・メッセージの優位性についての分析でも，口腔衛生行動に焦点を当てた一連の研究においてほんのわずかに認められているだけです。その他の予防的な健康行動（例えば，安全な性行為，日焼け止め剤の使用，および健康的な食行動）に関しても，利益の強調による優位性は明確には示されていません（O'Keefe & Jensen, 2007, 2009）。

このように，健康行動の目的（疾病の発見，あるいは予防）に焦点を当てた単純なプロスペクト理論の適用だけでは，健康行動の実施による恩恵を強調するのか，実施しないことによる悪影響を強調するのかの選択を行うことは難しく，ことはそう簡単ではありません。

研究者たちは，メッセージ・フレーミングの効果を説明するために他のメカニズムも探してきました。これらのメカニズムが解明できれば，ヘルスプロモーションのデザイナーがターゲット・オーディエンスの置かれている具体的な状況を評価し，その結果をもとにメッセージを届けるために，ゲイン，あるいはロス・フレームド・メッセージのどちらを用いればよいかを判断する助けになるはずです。

これまでに，ゲイン，あるいはロス・フレームド・メッセージのいずれかを選択することで生じる差異に関係する要因として，以下の3点が明らかにされています。

1. 健康行動に対するターゲット・オーディエンスの主観的リスク
2. 推奨された健康行動に対する実行可能性（セルフエフィカシー）
3. メッセージのフレームと読み手の適合度（相性）

以下では，それぞれについて順に説明していきます。

9.3 「リスク認知」の概念を再評価する

健康行動の目的（予防か検出か）の合理性について疑問を持たれる理由の1つに，すべての予防行動についてリスクが低いと認知されるわけではなく，同様にすべての検出行動についてリスクが高いと認知されるわけでもないことがあります。

子どもに対する麻疹（はしか），流行性耳下腺炎（おたふく風邪），および風疹の新三種混合ワクチンの予防接種実施への保護者の意思決定について考えてみましょう。予防接種は，予防行動の一種であり，一般的に「リスクの低い」行動と考えられています。しかし，新三種混合ワクチンと自閉症や炎症性大腸炎との関連性が報告されはじめたこ

とにより，予防接種に対する保護者の認識は一変しました。現在では，新三種混合ワクチンの予防接種は，「リスクを伴う」行動とみなされているのです。このような場合，プロスペクト理論に基づく予防接種行動の推奨では，行動の実施に伴う恩恵に焦点を当てるよりも，予防接種を行わないことによる子どもへの悪影響に焦点を当てるほうが効果的ということになります。アビヤンカールら（Abhyankar et al., 2008）はこの問題について検証し，ゲイン・フレームド・メッセージと比較して，子どもの予防接種の実施についてはロス・フレームド・メッセージのほうが母親の意図を高めることを報告しています。具体的には，「あなたの子どもに麻疹，流行性耳下腺炎，および風疹の予防接種を受けさせなければ，あなたは子どもをこれらの疾患から守ることができないでしょう」というロス・フレームド・メッセージのほうが，「あなたの子どもに麻疹，流行性耳下腺炎，および風疹の予防接種を受けさせることで，あなたは子どもをこれらの疾患から守ることができるでしょう」というゲイン・フレームド・メッセージよりも効果的だったのです。

　したがって，健康行動のリスクに対する対象者の認識がきわめて重要になります。この件については，アパノヴィッチら（Apanovitch et al., 2003）の研究でも支持されています。HIV検査の受診について扱った彼らの研究では，「自分にはHIVの感染リスクがないため，HIV検査の結果に対する不安はない」と考えている女性では，検査を受診する恩恵を強調したビデオメッセージを視聴したグループのほうが，受診しないことによる悪影響を強調したビデオメッセージを視聴したグループよりも，視聴6か月後の検査の受診率が高かったことを報告しています。

　これらの知見は，ヘルスプロモーターが特定の健康行動についてリスクを伴うのかどうかを推測することは困難であることを示しています。ゲイン，あるいはロス・フレームド・メッセージのどちらを使用するかを決める前には，ターゲット・オーディエンスが推奨された健康行動についてどの程度リスクを伴うと認識しているのかを把握することが必要です。

　このターゲット・オーディエンスにおけるリスク認知の程度を把握するには誘発調査を行わなければいけません（6章参照）。例えば，脳卒中の患者を対象に個別のウォーキング介入をデザインする際には，まず，患者がウォーキングに対してリスク（例えば，転倒や交通安全）を懸念しているのか，あるいはウォーキングによって得られる恩恵（例えば，健康を回復する，あるいは自然を楽しむ）に目を向けているのかを把握します。それらの情報を得ることにより，健康情報の説得力を高めるメッセージ・フレーミングを効果的に活用することができます。フレーミングの適用にあたっては，ターゲット・オーディエンスが実践する行動がリスクを伴うと認知されている場合には，ロス・フレームド・メッセージを使用し，実践する行動にリスクが低いと認知されている場合にはゲイン・フレームド・メッセージを用いるとよいでしょう。

　もし，誘発調査を行うことができず，ターゲット・オーディエンスが認識しているリスクの程度が不明な場合には，ゲイン・フレームド・メッセージを用いることをおすすめします。その理由は，ロス・フレームド・メッセージは，それ自体にリスクを孕んでいるからです。つまり，ロス・フレームド・メッセージは，ゲイン・フレームド・メッセージに比べて，脅威の感覚を生じさせます（Cox & Cox, 2001; Shen & Dillard, 2007）。

8章において恐怖心を煽るメッセージについて説明したように，恐怖心を煽るメッセージは，自己防衛的な反応を誘発させます。そのため，メッセージの読み手は，メッセージを完全に無視する，あるいは聞き流してしまう可能性があります。8章では，恐怖心を煽るメッセージの認知的メカニズムを詳細に説明していますので参照してください。ゲイン・フレームド・メッセージならば，恐怖心を煽ることもなく，このような反応を引き起こすこともありません。そのため，もしターゲット・オーディエンスが実践する健康行動について彼らのリスク認知の程度がわからないのであれば，ゲイン・フレームド・メッセージを選ぶほうが「安全な選択」といえます。

　この認知的な防衛メカニズムは，ターゲット・オーディエンスが「推奨された健康行動を実施すれば疾患の脅威を避けることができる」と感じている場合に特に重要です。7章や8章でもふれたように，特定の行動を実施できるかどうかについての自信は，セルフエフィカシーという概念で広く知られています（Bandura, 1986）。ターゲット・オーディエンスにおける，ターゲット行動に対するセルフエフィカシーは，健康メッセージの内容を強化するためにゲイン，あるいはロス・フレームド・メッセージのどちらを用いるべきかを決定する際に熟慮すべき重要な観点です。この点については，誘発調査を通じて確認することが可能です（6章参照）。ターゲット・オーディエンスのセルフエフィカシーが高い場合には，恐怖心を煽るロス・フレームド・メッセージであっても防衛的な反応を引き起こすことはなく，有効な手段になり得ます。よって，ゲイン，あるいはロス・フレームド・メッセージのいずれの表現を用いるかは，ターゲット行動についての読み手のリスクの認識，および読み手のセルフエフィカシーを考慮してください。ただ，どちらの表現が適切であるかの判断がつかない場合には，ゲイン・フレームド・メッセージを選択しておいたほうが無難であることを忘れないでください。

9.4　高いセルフエフィカシーの問題

　ロイター & コック（Ruiter & Kok）は，8章において，恐怖心を喚起する健康メッセージは読み手が行動を実施することで脅威を防ぐことができると強く信じている場合（つまり，対象者のセルフエフィカシーが高い場合）にのみ使用すべきであると説明しました。さらに，メッセージの読み手のセルフエフィカシーが低い場合には，過度に恐怖心を煽るようなメッセージを提示したとしても，認知的防衛のメカニズムによってメッセージを受け入れる可能性が低下することを説明しました。疾病の脅威に対する認識は，読み手のセルフエフィカシーが高くても低くても似通っています。しかし，セルフエフィカシーの高低によって，その反応は異なります。つまり，脅威を高く認識すると，セルフエフィカシーの低い読み手は防衛反応を引き起こしますが，セルフエフィカシーの高い読み手はその脅威に対して対処できると考えるため，効果的な説得の手段となります。

　ロス・フレームド・メッセージは，ゲイン・フレームド・メッセージと比較して，より脅威の感覚を引き起こすことが明らかにされています（Cox et al., 2006; Shen & Dillard, 2007）。そのため，ロス・フレームド・メッセージはその脅威の感覚によって，

強い説得力を持つかもしれません。しかしこれは，セルフエフィカシーの高い読み手の場合においてのみです。読み手のセルフエフィカシーが低い場合には，ロス・フレームド・メッセージによって脅威の感覚が引き起こされ，メッセージに対して防衛的に認知処理され，結果的に説得の効果が薄くなってしまいます。最近の研究では，セルフエフィカシーがゲイン，あるいはロス・フレームド・メッセージの効果に影響を与えることが確認されています。例えば，禁煙を試みている人のうちセルフエフィカシーの高い人は，禁煙することの恩恵に関するゲイン・フレームド・メッセージを読む（あるいは，まったく何も読まない）よりも，禁煙しないことによる悪影響を強調したロス・フレームド・メッセージを読んだ後のほうが動機づけが高まっていました。一方，セルフエフィカシーの低い対象者においては，ロス・フレームド・メッセージのほうがゲイン・フレームド・メッセージよりも効果的であるということはありませんでした（van 't Riet et al., 2008）。さらに，皮膚がん検出のための自己診断を定期的に実施すること，および高血圧を予防するために減塩することに対して高いセルフエフィカシーを有する人を対象とした研究でも，ロス・フレームド・メッセージがゲイン・フレームド・メッセージよりも効果的でした。ただし，セルフエフィカシーの低い人においてロス・フレームド・メッセージの優位性は確認されませんでした（van 't Riet et al., 2010a, 2010b）。

　驚くべきことに，セルフエフィカシーが高い人を対象に，メッセージ・フレーミングの効果を検証した最近の研究では，通常の食肉から「環境に配慮した食肉」に変更することに対する動機づけは，ロス・フレームド・メッセージよりもゲイン・フレームド・メッセージのほうが効果的であることが明らかになっています。さらに，セルフエフィカシーの低い人においては，いずれのフレーミングの効果も認められませんでした（Werrij et al., 2001）。

　これらの研究結果から，以下の3つの結論を導き出すことができます。

1. メッセージ・フレーミングは，推奨される健康行動の実施に対して，読み手が自信を持っている場合（あるいは，セルフエフィカシーが高い場合）においてのみ，説得力を強める働きがある。読み手に自信がない場合（あるいは，セルフエフィカシーが低い場合）は，メッセージ・フレーミングは，健康メッセージの説得力に影響をもたらさない。そのため，セルフエフィカシーの低い読み手に対しては，メッセージに対して防御的にならず，メッセージが拒絶されることもないゲイン・フレームド・メッセージを用いることをすすめる。
2. ロス・フレームド・メッセージは，セルフエフィカシーの高い人の場合，および推奨する健康行動にリスクが伴う場合に効果がある。しかし，先に説明したように例外もある。
3. 有益な誘発調査を行うことで，読み手のゲイン，あるいはロス・フレームド・メッセージに対する反応を予測できる可能性がある。誘発調査を行えなくても，健康メッセージに関する事前テストを行うことで，読み手がロス，あるいはゲイン・フレームド・メッセージに対してどのように反応するかを予測する根拠の収集に役立てることができる。

9.5 読み手，メッセージ，フレーミングの間の「フィット」を作る

メッセージの説得力の向上は，メッセージの焦点とフレーム（ゲイン・フレームド，あるいはロス・フレームド）との「フィット」によって生じるという意見があります（Cesario et al., 2004; Lee & Aaker, 2004）。健康メッセージには，増進焦点型（promotion focus）と予防焦点型（prevention focus）の2種類があり，前者は推奨された活動を行うことによって獲得する恩恵を強調し，後者は実施することによる悪影響を予防することを強調しています。例えば，グレープジュースの広告について考えてみましょう。増進焦点型のメッセージでは，ジュースの持つエネルギー供給という恩恵に焦点が当てられ，「予備的な医学研究によると，グレープジュースを飲むことは身体に必要なエネルギーの補給に役立ちます」といったメッセージになります。一方で，予防焦点型のメッセージでは，「予備的な医学研究によると，グレープジュースを飲むことは，心臓血管の疾病予防につながります」といったようにジュースの持つ疾病予防の性質に焦点を当てることになります。

ゲイン・フレームド・メッセージは，健康増進に関連した内容を強調する際に有効であり，ロス・フレームド・メッセージは，疾病予防に関連した内容を強調する際に有効であると考えられています。メッセージの内容が増進焦点型の場合，ゲイン・フレームド・メッセージ（「摂取すれば栄養が得られます」）は，ロス・フレームド・メッセージ（「摂取しないと栄養が得られません」）よりも説得力があるという研究報告もあります。一方で，予防焦点型のメッセージにおいては，ロス・フレームド・メッセージ（「検診を受診しないと動脈血栓の予防の機会を逃してしまいます」）のほうが，ゲイン・フレームド・メッセージ（「検診を受診して動脈血栓を予防しよう」）よりも説得力があるといえます（Lee & Aaker, 2004）。それゆえ，読み手がメッセージの焦点（増進焦点型，あるいは予防焦点型）とフレーム（ゲイン・フレームド，あるいはロス・フレームド）が「フィット」していると感じた際にメッセージの説得力が高まると考えられます。

9.6 メッセージをどのようにフレームド化するのか：結論と提案

本章では，メッセージ・フレーミングの効果についていまだ検証中であり，その潜在的なメカニズムが複雑であることを述べました。行動に対する知覚（安全，あるいはリスクを伴うという認識），セルフエフィカシー，および促進される行動の機能（増進，あるいは予防）の3つの要因によって，メッセージ・フレーミングの説得力が変化する，もしくはやわらぐ（7章参照）ことについても論じました。メッセージ・フレーミングの効果を調整する可能性のあるその他の要因としては，読み手の情報処理能力，接近−回避志向（行動抑制／行動賦活），行動規範意識，両面的態度，内容の想像しやすさ，気分・感情，教育水準，推奨行動の実施に対する意図，およびメッセージの出典の信頼性，などが明らかになっています。ただし，これらの要因に関する根拠は，単一の研究，

▼表9.2　ゲインあるいはロス・フレームド・メッセージを用いる場面

フレーミングの効果に影響を与える要因	ゲイン・フレームド・メッセージの使用	ロス・フレームド・メッセージの使用
主観的な「リスク」	読み手が，推奨する健康行動に対してリスクが低いと判断した場合	読み手が，推奨する健康行動に対してリスクが高いと判断した場合
セルフエフィカシー	読み手のセルフエフィカシーがわからない，あるいは低い場合	読み手のセルフエフィカシーが高い場合（パイロットテストにより判断する）
メッセージのフィット感	メッセージが恩恵の獲得に焦点を当てている場合	メッセージが悪影響の予防に焦点を当てている場合

あるいは単一の健康行動を扱ったものに限られています。また，採用されているメッセージ・デザインもばらばらです。そのため，これらの要因をメッセージ作成の際に考慮すべきかどうかについての結論を出すには，まだ研究が不十分です。本書の目的は，健康づくりの専門家に根拠に基づく実践的なガイドラインを提供することです。そのため，これらの要因については，本章の内容には含みませんでした。しかし，上述した3つについては，フレーミングを用いて説得力のあるヘルスプロモーション資料を作成する際に考慮に値する確かな要因です。詳しくは，表9.2をご覧ください。

以下に示す事項が当てはまる場合には，推奨された健康行動を実施しないことによる悪影響について強調するロス・フレームド・メッセージを使用してください。

1. 読み手が推奨する健康行動に対して「リスクを伴う」と認識している場合
2. 推奨する健康行動に対する読み手のセルフエフィカシーが高い場合
3. 健康行動の実施による恩恵よりも実施しないことによる悪影響を予防することを強調する場合

以下に示す事項が当てはまる場合には，推奨された健康行動を実施することによりどのような恩恵が得られるのかについて強調するゲイン・フレームド・メッセージを使用してください。

1. 読み手が推奨する健康行動を実施することに対して「リスクを伴わない」と認識している場合
2. 推奨する健康行動に対する読み手のセルフエフィカシーがわからない（あるいは低い）場合
3. 健康行動を実施しないことによる悪影響の予防よりも，実施することによる恩恵の獲得を強調すべき場合
4. 読み手の防衛的な反応を引き出すことを避けたい場合

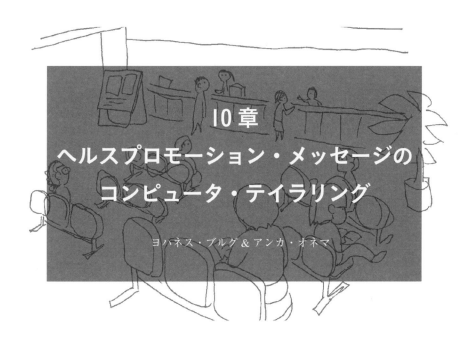

10章
ヘルスプロモーション・メッセージの
コンピュータ・テイラリング

ヨハネス・ブルグ＆アンカ・オネマ

　テイラリング（tailoring）とは、「特定の個人に届けることを意図した情報、また変容方略の組み合わせであり、その人に特有な特徴をもとに、その人が期待する成果に関係し……、しかもその人の個別的アセスメントによって導き出されている」と定義されています（Kreuter et al., 1999）。言い換えると、対象者に対するアセスメントの結果に基づいて、対象者固有のニーズに合わせたメッセージを作成するということです。これまで行われてきたテイラリングについての研究では、以下のことが示唆されています。個人の特徴にマッチするようにヘルスプロモーション・メッセージがテイラー化されると、情報提供された対象者の関心が高まり、内容が自分と関連があると感じ、そして重要なこととして、彼らの認知や行動が変わる可能性が高まります。テイラー化メッセージは、対面式でも、コンピュータに基づくエキスパート・システムのどちらでも配信できます。コンピュータ・テイラー化介入では、対面式カウンセリングにおけるテイラリングと同様に、対象者の知識水準、動機づけ、行動スキルなどの個人の特徴やニーズに基づいてアドバイスや情報提供が行われます。これにより、個人への適合性が高まります。現在は、パソコンや携帯端末のインターネットのおかげで、時間や場所を問わず、テイラリングされた健康教育メッセージを提供することができるようになりました。

　本章では、コンピュータ・テイラリングの使用についての理論的根拠を述べ、コンピュータでテイラー化されたヘルスプロモーションを配信するために必要なものは何なのかについて概要を説明します。また、コンピュータ・テイラー化介入がどのように開発され、実践されているのかについても紹介します。さらに、介入の評価方法や介入の効果についてもふれます。最後に、World-Wide Webがコンピュータ・テイラー化された健康教育の配信をどのようにサポートできるのかについて議論し、コンピュータ・テイラリングの展望について考察します。以上のポイントを説明するために、コンピュータ・テイラー化された栄養教育介入を例にあげながら見ていきます。

> **学習の成果**
>
> 本章を読み終えた後，あなたは次のことができるようになります。
>
> 1. 介入マッピングを含んだ計画的なヘルスプロモーションのモデルを理解し，使用することができる。
> 2. テイラー化された健康教育がいつ必要で，いつ適切かを判断することができる。
> 3. コンピュータ・テイラリングが最も効果を発揮しやすいときはいつ，誰に対してなのかを判断することができる。
> 4. コンピュータ・テイラー化されたヘルスプロモーション介入を開発する手順を理解し，実践することができる。
> 5. 健康教育におけるコンピュータ・テイラリングの有効性を論じることができる。

10.1 個別にテイラー化されたメッセージの長所

　私たちは，タバコを吸わず，ほどほどにお酒を飲み，1日に少なくとも30分の運動を行い，低カロリー，低脂肪，減塩の食事をし，食物繊維，野菜や果物をたくさん摂り，性感染症にならないようにセックスに気をつけ，がん検査を受診し，様々な感染症の予防接種を受けておけば，健康で長生きができそうです。ここにあげた健康行動は，公的保健機関が推奨している行動パターンのうちほんの一部に過ぎません。現在，このような行動パターンの促進を目的とした数多くのキャンペーンが展開されています。同時に，商品を売るために，反駁するメッセージが宣伝やプロダクト・プレイスメント[訳注1]としてメディアを通して流されています。一般の人にとって，どのメッセージが自分に関連し，どのメッセージが自分に関連しないのかを判断することは容易ではありません。例えば，あなたにとって「飽和脂肪の摂取を減らしましょう」という栄養メッセージが重要なのかどうかを判断するためには，飽和脂肪が何であるかを理解し，さらに現在の食事が飽和脂肪を多く含んでいるのかどうかを把握しておく必要があります。もし，あなたの食事がすでに低脂肪であるならば変える必要がありませんが，ほとんどの人は自分の食事に飽和脂肪がどのくらい含まれているかを把握できていません。つまり，大半の人は，良いのかどうか，またどのくらいできているのか，自分の置かれている状況がよくわからないまま，推奨された健康行動にとりあえず応じているのです。さらに，推奨された行動目標を達成するために，どのような行動変容を行う必要があるのか，またどのような行動変容が適切であるのかを知っている人もほとんどいません。つまり，個人に合った情報やアドバイスを提供するということは，その人に健康メッセージが自分と

＊訳注1　映画やテレビドラマの劇中において，役者の小道具や背景として企業名・商品名（商標）を表示させる手法。

どのように関連しているのか，そして推奨された行動を達成するためには何をすればよいのかを教えることなのです。

コンピュータ・テイラー化介入には，コンピュータによるエキスパート・システムを用いた，診断的で教育的なアドバイスが組み込まれています。この介入では，個々人の特徴に応じた情報，アドバイス，フィードバック，および説得力のあるメッセージが提供されます。対象者の生理学的，生物学的なリスク要因，態度，規範的信念，行動変容することへの主観的バリア，セルフエフィカシー，行動変容の意図，現在の行動パターンなどを含むすべての関連する特徴がメッセージをテイラー化するために評価され，使用されます。ヘルスプロモーターにとってのコンピュータ・テイラリングの利点は，メッセージを個人に関連させることによって，対象者の注意を引きつける効果を高めることです（4章参照；Ruiter et al., 2006）。そのため，メッセージが対象者の記憶に残り，将来の活動に影響を与えやすくなります。

コンピュータ・テイラリングは，健康教育の指導者やヘルスプロモーションの機関でよく用いられており，評価調査の領域でも注目を集めています（De Vries & Brug, 1999）。そこでは，コンピュータ・テイラー化介入は，テイラリングされていない介入と比べて効果的であることが示されています（Kroeze et al., 2006; Noar et al., 2007）。

10.2　計画されたヘルスプロモーションの概要モデル

図10.1は，「ポピュレーション・ヘルス」について計画されたプロモーションの概要モデルを示しています（Brug et al., 2005）。このモデルによれば，ヘルスプロモーション計画の第1ステップは，介入を開発して実行するにあたって，時間，費用，および他の資源を費やすことに十分にふさわしい，重篤で蔓延している健康問題を明らかにすることです。第2ステップは，健康問題に関わる行動や環境的リスク要因を明らかにし，それらのリスク要因に曝されている集団を見つけ出すことです（7章の介入マッピングを参照）。第3ステップは，リスク要因に関わる個人的，または環境的な決定因，または先行要因を調査することです。さらに，この計画局面では，対象となる住民の中でなぜ特定の人たちがリスク行動をとるのか，またより健康的な習慣に変容させるためにはどうすればよいかについてもできるだけ正確に把握します（4章参照）。食行動に合わせて考えてみると，この決定因分析とは，例えば，なぜ人々が飽和脂肪を多量に摂取するのか，そのような決定因は，性別，年齢，教育歴と関連して違いがあるのかを明確にすることです。

第4ステップでは，できるだけターゲット行動の先行要因に内容がマッチするように，最も重要で，最も容易に変容させることができる決定因にターゲットを絞った介入を開発することです（6章および7章参照）。最終の第5ステップは，（ターゲット集団の中でも）とりわけ介入を必要とする人々に対して，有効性を最適化させる方法で介入を届け，実践・普及させる必要があります。

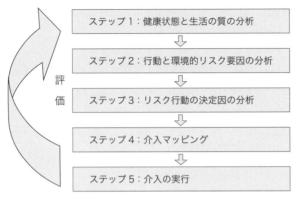

▲図 10.1　計画されたヘルスプロモーションの概要モデル

10.3　一般的，ターゲット化，およびテイラー化されたヘルスプロモーション

10.3.1　一般的ヘルスプロモーションの限界

　ヘルスプロモーションの大多数は一般的なものです。通常，各自の教育的介入は，ワンサイズ・フィッツ・オール（1つのサイズがすべてに合う）のアプローチを用いて，大規模集団のために開発されています。そのような一般的健康教育に対して図 10.1 で示すモデルを適用すると，まずその集団にとって重要な健康問題は何か，その集団において深刻な健康リスクにつながるリスク行動は何か，さらにそれらのリスク行動の決定因は何か，という点を明らかにしていくことになります。決定因には，態度，規範，およびセルフエフィカシーなどの認知的先行要因が含まれます（6章参照）。しかし，私たちが直面する問題は，人それぞれで関連する行動パターンの変動が大きく，これらの行動には多数の似通った決定因が存在しています。コンピュータ・テイラリングは，食行動や身体活動のように，行動に対する認知，態度，変容の意図，行動パターンが広範囲に変動する複雑な行動を促進させる際に特に役立ちます。

　次の事例について考えてみましょう。心疾患は，オランダを含むほとんどの西洋諸国において大きな負担となっている疾患です。この疾患のリスク要因には，飽和脂肪の過剰摂取が定義されています。以前，オランダの食品消費調査において，多くの成人期のオランダ人は飽和脂肪を過剰に摂取していることが明らかになりました。その結果を受けて，1990 年代に，オランダ成人の飽和脂肪摂取量を減少させる目的で全国的な健康教育キャンペーンが展開されました。栄養摂取行動の決定因に関する研究では，食品の選択には「味の好み」が強く影響していることが明らかになっており，追加の調査において，オランダ人の多くが低脂肪の食品（または，食事）はおいしくないと考えていることが判明しました。そこで，「脂肪を知ろう（Let op Vet）」キャンペーンを展開しました。このキャンペーンの初期段階では，成人期のオランダ人に脂肪の消費を減少させることを目的として，低脂肪の食品や食事も高脂肪のものと同じくらいおいしいことを

説得しようと試みました。心疾患は大多数の人にとって深刻な健康リスクであり，リスク集団のうち大多数が高飽和脂肪が高い食事を摂っていました。また，低脂肪の食品（食事）における味に対する疑念が，行動変容を妨げる大きなバリアになっていたことは間違いありません。そのため，このアプローチは賢明なもののように思えました。

しかしながら，このキャンペーンが大きな成果を上げることはありませんでした。その失敗にはいろいろな理由が存在します。まず，キャンペーンを受け取った人たちの中には，そもそも飽和脂肪を過剰に摂取していない人，あるいは自分は飽和脂肪を過剰に摂取していると思っていない人がいたことです。そのような人に，飽和脂肪の摂取が心疾患のリスク要因であることを説明しても，自分には関係のないことと思われていたのです。次に，重大なリスク行動には，他にも喫煙や身体活動不足などがあります。飽和脂肪を多量に摂取していないけれども，十分な身体活動量を確保できていない人にとっては，飽和脂肪に関するメッセージよりも，身体活動に関するメッセージのほうに興味を持たれたかもしれません。また，このキャンペーンでは，低脂肪食の味についてのメッセージを発信していましたが，メッセージを受け取った人たちの間では，味についてすでに納得しており，味覚は健康上の問題より重要ではないと思われたのかもしれません。そのような人々にとっては，変容するための能力や機会を提供するほうが動機づけが高まっていた可能性があります（Brug et al., 2005）。さらに，ある人たちにとって，脂肪摂取量を減らす動機づけが不足しているのは，低脂肪食物の味についての信念（考え方）に基づくものではなく，低脂肪の食事の値段が高くつく，また調理が不便であると感じていたり，さらには脂肪摂取を少なくすることについて社会的にそれほど受け入れられていないためかもしれません。他の集団では，脂肪の多い食事を減らそうと動機づけられていたとしても，彼らの動機が実際の食行動変容に結びつくスキル（すなわち調理スキル）や自信が不足していた可能性があります。最後に，一部の情報を受け取った人たちにおいては，食事を変えるための経済的または社会的な資源を持ち合わせていなかった可能性もあります。

しばしば，行動パターンの範囲は，ある人々の間で特定の健康問題の原因となっている可能性があります。そして，これらの行動のそれぞれにおいて，一連の個々の決定因（態度と規範的信念のような認知を含む）が関連する場合があります。一般化された介入では，このように広い範囲で別々の変容目標に対応することができず，ターゲット集団内の大半の人に関係しない情報やメッセージを提供してしまう恐れがあります。ただし，特定の食行動パターンにおける決定因がほとんど同じ集団の場合には，個別にテイラリングする必要はありません。そのような集団に対しては，一般的な決定因に対応させれば，ターゲット・オーディエンスの大半に個別化したことと同じ意味になります。クルーターら（Kreuter et al., 2000b）の研究によれば，一般化された資料が大多数の対象者の決定因や情報ニーズにうまく適合している場合，その資料の影響力はテイラリングされた情報と同じか，それ以上であることが報告されています。したがって，健康行動のパターンがほとんど変わらない集団には，メッセージをテイラリングする必要がありません。

10.3.2　ターゲット化されたヘルスプロモーション：一歩先へ

　6章および7章でも述べましたが，ヘルスプロモーション・メッセージの内容をターゲット母集団の行動的な決定因に緊密にマッチさせる試みが多数行われています。それらの多くは，ターゲット集団をセグメンテーション（区分）するやり方です。これは，対象者を同じリスク行動や決定因を有する下位集団に分ける方法です。誘発調査（6章参照）を実施し，この下位集団に合わせたメッセージを丁寧に作り込むことで，一般化されたメッセージ以上の効率性と有効性を強化することができます。通常，セグメンテーションは，年齢，性別，教育水準などの社会・人口統計学的特性に基づいて行われます。しかし，このアプローチでは，個人のニーズにまで合わせることはできません。

10.3.3　個別にテイラー化されたヘルスプロモーション

　個人向けにテイラー化されたヘルスプロモーションは，ターゲット集団をセグメンテーションする際の最終目標であり，このことは対象者個人に向けてメッセージを提供することを意味します。もし，集団内のリスク行動のパターンや決定因に多様性がないならば，テイラリングは必要ありません。ただ，重大な健康リスクの多くは，様々なリスク行動が関与しており，またそれらのリスク行動ごとに多数の決定因が存在しています。個別のカウンセリングは多大な時間を要し，集団レベルで適用するにはコストがかかり過ぎます。コンピュータ・テイラリングなら，多数の人々の場合でも比較的低コストで，個別的変化を正確に狙ってヘルスプロモーション・メッセージを提供できます。

　コンピュータ・テイラリングでは，コンピュータ・ソフトウェアの中に，根拠，または理論情報に基づいた医学，行動および健康教育の専門知識を組み込むことができます。これらの情報について，いつ，誰が，どのようなメッセージを受け取るのかを一連のアルゴリズムによって設定します。いったん，このシステムが構築できれば，健康教育の専門家がいなくても専門的にカスタマイズされたヘルスプロモーションを，いつでも，どこでも広範囲に提供することができます。このことは，テイラー化された健康教育が，対面式カウンセリングよりも多くの対象者を扱えるというだけでなく，適切な場所と時間に，個別にテイラー化された専門的な健康教育を提供できることを意味します。

　次の2つの事例について考えてみましょう。医師は，最も信頼できる健康についての専門的情報源（行動変容のアドバイスを含む）とみなされています。しかし，医師は，健康行動に関する専門家ではないので，必ずしも十分に健康教育のスキルについてトレーニングされているわけではありません。医師が，個別にテイラー化された健康教育を行うにはあまりにも時間が足りません。そこで，手術の待合室にコンピュータ・テイラー化された健康教育システムがあり，ウェブサイトを通してそれらを利用することができます。それらが医師によって支持され，保証されていれば，医療の専門家と健康教育の専門的技術（ノウハウ）を組み合わせて，コンピュータ・ソフトウェアに組み込むことができます。かかりつけ医を通して提供されるコンピュータ・テイラー化健康教育が効果的であることを示す研究結果があります（Brug et al., 1999）。しかし，コンピュータ・テイラリングを組織的に導入する際には新しいスタッフをトレーニングする必要があり，それに伴うスタッフの仕事内容の変更などの問題も発生します。これらの問題は，導入に対して抵抗を生む可能性もあり，このシステムを効果的に運用するためには，システ

ムの導入・実施に伴う組織的な変更を上手に調整しなければなりません（Sciamanna et al., 2004）。

　もう1つの事例は，いわゆる「選択ポイント（point-of-choice）」場面に関するものです。例えば，レストランやスーパーマーケットにおいて摂るべき食べ物や栄養を選択する場面がしばしばあります。そのような選択の場面において，コンピュータ・テイラリング，特にモバイル端末やインターネットテクノロジーを通して，選択ポイント場面を含んでどこでもいつでもテイラー化されたフィードバックをピンポイントで提供することもできます。買い物や食事のときなどに食べ物の選択を行う場面で，モバイル端末用アプリケーションを通して，個人向けのアドバイスを送信することはそれほど難しいことではありません。

10.4　コンピュータ・テイラリングはどのように行えばよいのか？

　コンピュータ・テイラー化介入の開発は，介入の具体的な目標を明らかにする介入計画を立てるところから始まります（Kreuter et al., 2000a）。この計画では，①ターゲット集団，②行動変容の目標，③目標とする必要がある重要な行動に関する決定因，および④これらの決定因をどのようにコンピュータ・テイラー化メッセージに落とし込むか，について考えます。コンピュータ・テイラー化介入は，最も役に立つ調査と，適用可能な理論的洞察に基づいて，注意深く計画・開発することが重要です。細部にわたって理論から触発され，根拠に基づいた計画づくりは，介入を効果的にさせます（6章参照）。コンピュータ・プログラムの構成要素は，以下の6つの中核的な要素からなります（図10.2参照）。

- 理論的枠組み
- スクリーニング・インスツルメント，あるいは診断インスツルメント
- スクリーニング・インスツルメントへの個人の反応を蓄積するデータベース・システム
- すべての関連するスクリーニング結果のバリエーションに適合するフィードバック・メッセージを含むメッセージ・ライブラリ
- スクリーニング・インスツルメントに対する任意の反応のために用意されたフィードバック・ライブラリから適切なメッセージを選択するために，「テイラリング・アルゴリズム」を定義するコンピュータ・プログラム
- 選択されたフィードバック・メッセージをわかりやすく提示・配信するフォーマット

　以下では，これらの中核的な要素について，詳細に説明していきます。

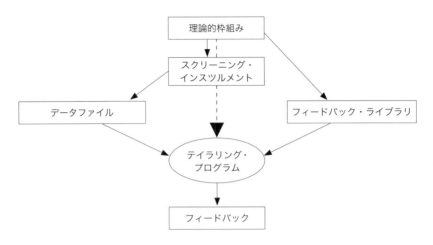

▲図10.2　コンピュータ・テイラー化ヘルスプロモーションにおいてキーとなる要素

10.4.1　理論的枠組み

　理論的枠組みは，コンピュータ・テイラー化プログラムの基礎となります。理論的枠組みを使用すると，前の研究によって確認された行動についての最も重要な決定因に焦点を当てた介入を確実に行えるようになります。潜在的に重要な行動的決定因は，広範囲な健康行動理論に記述されています（7章参照）。それらの決定因には，リスク行動への気づき，態度，規範的信念，セルフエフィカシー，および意図などが含まれています。理論的枠組みを用いると，①スクリーニング・インスツルメントにおいてどの質問を必要とするのか，②メッセージをテイラー化する際にどの特徴を用いるのか，③コンピュータで利用する際のフィードバック・メッセージのタイプ，内容，および調子はどのようにするのか，および④テイラリング・アルゴリズムをどのように定義するのか，などを決める助けになります。コンピュータ・テイラー化介入の多くは，特に個人レベルの動機づけや能力に関連する健康行動の決定因に焦点を絞った理論的枠組みを採用してきました。そのため，肯定的な態度を促進したり，セルフエフィカシーを高めるといったタイプの変容ターゲットに限定されています。しかし，最近，いくつかの介入では，テイラリングの変数として環境的な機会を含めています。したがって，キーとなる最初のポイントは，ターゲットとなっている行動を最もよく説明している理論的枠組みを開発することです。これにより，確実に関連する決定因が介入によるターゲットとなります。この理論的枠組みは，従来に確立された理論からの洞察や構成要素に基づいて構築することができます。

10.4.2　スクリーニング・インスツルメント[＊訳注2]

　スクリーニング・インスツルメントあるいは，診断インスツルメントは，重要な生物・

＊訳注2　「スクリーニング・インスツルメント」および「診断インスツルメント」とは，個人の特徴を把握するために行う評価のことで，質問票，医療的評価，行動評価，行動理論についての概要など広く個人情報を収集し，個人に適合したメッセージを作成する材料となる。

医学的な要因（例えば，BMI，コレステロール値，血圧など），ならびに行動について，さらには理論的枠組みの中で定義された行動の決定因について，個人の状態に関わる情報を評価します。スクリーニング・インスツルメントによって得られた情報は，個別にコンピュータ・テイラー化されたフィードバックやアドバイスを作成する際に用いられます。テイラリング・プログラムは，回答者のスクリーニングによって得られたデータを使って，個々人の回答者それぞれの特徴に合ったフィードバック・メッセージを選択します。スクリーニング・インスツルメントは，行動やその決定因に関する情報以外にも，名前，住所，年齢，性別，教育レベル，および文化的規範など，回答者のバックグラウンドの特徴も評価します（Brug, 1999; Dijkstra & De Vries, 1999; Kreuter et al., 2000a）。多くの場合，スクリーニング・インスツルメントを開発するということは，メッセージをテイラー化するために使用するすべての特徴についての情報について，評価するための質問票を開発することを意味します。テイラー化フィードバックの質および特異性は，この個人の評価の特異性，妥当性，および信頼性にかかっているため，スクリーニング・インスツルメントは，妥当性と信頼性が担保された方法で細部にわたって特徴を評価できるようにしておく必要があります。そのためには，妥当性の高い既存の尺度を使用したり，必要ならば質問票作成の専門家を雇ってもかまいません。今日まで，ほとんどのコンピュータ・テイラー化介入は，スクリーニング・インスツルメントとして，紙媒体，もしくは電子媒体の自記式質問票を用いてきました（Noar et al., 2007）。しかし，飽和脂肪摂取の指標となるコレステロール値，身体活動量の測定，加速度計のデータ，体重管理を行う行動の指標となる身長，体重，腹囲などのより客観的な情報，または医療記録からの情報も診断情報として使うことができます。

　ここでは「肥満は自慢にならない（FAT ain't PHAT）」という介入プログラムで考えてみましょう。このプログラムは，若者を対象に，過度の体重増加を予防することを目的としたコンピュータ・テイラー化プログラムです（Ezendam et al., 2007）。このプログラムでは，果物や野菜などの食物繊維の摂取量を増加させること，および身体活動を増加させるだけでなく，不必要な体重増加を避けるために，スナック菓子，ソフトドリンク，座位活動についての行動変容も促しました。これらの行動について重要な決定因を明らかにするために，理論的枠組みとして予防行動採用プロセスモデル（precaution adoption process model: PAPM; Weinstein, 1988）および計画的行動理論（theory of planned behavior：TPB；Ajzen, 1991, 6章参照）が用いられました。PAPMにおいては，個人のリスク行動への気づきが行動変容を行う動機づけのために重要な前提条件となっており，個人に対して，そして他者と比べた規範的な行動のフィードバックがそのような動機づけを高める行動変容技法であることを示唆しています。

　筆者たちは，これらの理論的枠組みに基づき，それぞれのリスク行動への気づき，態度，主観的規範の信念，行動統制感，それぞれの関連行動を変化させることへの行動意図と同様に，具体的なターゲット行動について評価を行いました。フィードバック・メッセージの中には，個人の名前を使い，それによって情報を個人化できるように，そして性別に合わせた情報も提供しました。スクリーニングのための質問票には，ファーストネームと性別を記載させています。プログラムは，ウェブベースで行われ，すべての行動は別々のモジュールに分けられ，行動ごとに回答できるようになっていました。そ

のため，それぞれの行動ごとに別々のウェブベースの質問票があり，それぞれの調査完了後にフィードバック・メッセージが配信される形になっていました。

10.4.3　データベース・システム

　次のステップでは，スクリーニング・インスツルメントに対する個人の回答に対応したメッセージを蓄えるためのデータベース・システムが必要になります。ウェブベースの質問票のように電子的評価方法で収集されたデータは，直接，データベースに集積できますが，紙媒体の質問票の場合にはスキャンするか，手動でデータを入力しなければなりません。これらのデータは，テイラリング・アルゴリズムによって，対象者の特徴に対応できるように蓄えておかねばなりません。例えば，食物摂取頻度の質問をもとにした飽和脂肪摂取量の計算のように，スクリーニング質問票における複数の質問を新たに合計して算出するケースも出てきます。これらのデータベース内のデータは，介入効果を評価する際に使えるように，統計解析ソフトウェアで使用しやすいフォーマットに変換しておくと便利です。また，もしヘルスプロモーション機関が，全体のコンピュータ・テイラー化プログラム（データベース含む）を開発するためにカスタマイズ可能なソフトウェアを持っていない場合は，専門のプログラマーを雇う必要があるかもしれません。

10.4.4　メッセージ・ライブラリ

　メッセージ・ライブラリには，スクリーニング・インスツルメントで評価されたテイラリングの特徴にすべて考えられる限りの反応を合わせるフィードバック・メッセージが収納されています。これらのフィードバック・メッセージには，個人的特徴を考慮し，重要な行動の決定因を変えさせるために必要な教育的要素が含まれています。例えば，先ほど紹介した「肥満は自慢にならない（FAT ain't PHAT）」プログラムでは，PAPMやTPBをもとにした理論的枠組みを使い，食事と身体活動の決定因についての個人別のフィードバックと説得的なメッセージが含まれています。その一例として，対象者自身のソフトドリンク摂取量と通常の推奨量や同年代の摂取量とを比較したフィードバックが作成されています。対象となる若者は，彼らがどのくらいの量のソフトドリンクを摂取していたのか，またこの量は1日にグラス2杯までというソフトドリンク推奨摂取量の「規範」と比較したフィードバック・メッセージを受け取ります。つまり，その若者がどのくらい飲んでいるのかによってメッセージの内容やトーンが異なるのです。他のメッセージとしては，例えばリスク行動の実態とその結果生じる健康阻害に関する情報が含まれています。これらのメッセージは，スクリーニングの過程で，知識が不足していると判断された若者に提供されます。ソフトドリンクの摂取量を減らすことに意味を感じていない若者には，ソフトドリンクの摂取量を減少することに対して肯定的な態度を形成させるためのメッセージが配信されていました。6章で紹介したように，そのようなメッセージ内容は，理論的枠組みによって明らかにされた変容ターゲットに，正確に対応させることが重要です（Box6.2参照）。

　このようなメッセージは，3章および4章でも述べたように，理解しやすく，従いやすいものでなければなりません。メッセージはまた，理論的枠組みによって明らかにさ

れている変容ターゲットを正確に捉えるだけでなく，対象集団の注意を引く必要もあります（6章参照）。メッセージは，必ずしも文字情報だけではありません。グラフ，図，画像なども含めることができ，双方向性を持つ（対話型）介入であれば，音声情報，音楽，ビデオ，ウェブリンク，またはアニメーションを配信することもできます。

　メッセージ・ライブラリの開発に時間を惜しんではいけません。筆者たちが関わっているプロジェクトでは，多数のテイラリング・アルゴリズムを用いて，1000を超えるフィードバック・メッセージを準備しました。開発作業を計画するときには多くの時間が必要です。

10.4.5　テイラリング・プログラム

　コンピュータ・テイラー化プログラムを開発する際に行う次のステップは，スクリーニング・インスツルメントによって得られた個人の回答を適切なフィードバック，または教育メッセージにリンクさせるテイラリング・アルゴリズムを組むことです。最もシンプルなアルゴリズムは，「対象者が質問XにYと回答した場合，メッセージZが選択される」という形です。スクリーニングにおいて，異なる複数の質問に対する回答からメッセージを作成する場合やテイラリングの特徴を組み合わせてフィードバック・メッセージを作成する場合には，アルゴリズムが複雑になっていきます。ただ，そのほうがより望ましいものが完成します。

　テイラリング・アルゴリズムは，テイラリング・プログラムの心臓部です。理論的枠組みに基づいて，特定の特徴を持つ人に対して，どのようなフィードバック・メッセージを提供すればよいのかを決定します。すべてのアルゴリズムが完成したのちに，プロのプログラマーが適切なメッセージを自動的に選択するコンピュータ・プログラムを開発しなければなりません。あるいは，（プログラミングの専門知識を持たない）ヘルスプロモーションの専門家には，既存のアルゴリズムを自分たち専用のプログラムにカスタマイズできるテイラリング・ソフトウェアが必要になります。

10.4.6　メッセージの配信

　テイラリング・プログラムにとって最終となり，重要な要素は，受取人にメッセージを配信することです。メッセージは，手紙，ニュースレター，雑誌のような紙媒体として，また携帯電話を使って話し言葉や短いテキスト・メッセージをeメールとして，あるいは対話型のウェブベースの形式で配信することができます。

　紙媒体のコンピュータ・テイラリングでは，通常，まず質問票を用いて調査を行い，個人宛の手紙やニュースレターを郵送するといった形式で（個人の調査結果に基づいた）紙媒体メッセージが配信されます。この手続きには，数日または数週間の時間を要します。少なくとも質問票調査とフィードバック・レターを作成する必要があるために，一般的な栄養教育よりもコストがかかります。しかしその一方で，受取人は信用できる情報源としてフィードバック・メッセージを受け取ることができます。その結果，メッセージの受取人からの信頼を得ることができますし，受取人が読みたいときに何度でもメッセージを読み返すことができ，内容を他者と共有することができます。

　対話型のテクノロジーを使用すれば，費用を抑え，スクリーニングとフィードバック

にかかる間の時間も短縮させ，双方向性が促進できます。例えば，メッセージの受取人は，「専門家」にメールを送信したり，オンライン会議やチャットに参加することもできます。このフォーマットのほうが，紙媒体のニュースレターと比べて，注意を引きつけ，教育的な画像を利用しやすく，幅広い行動変容技法を活用することができます。さらに，メッセージの受取人は，柔軟にデータ入力を行うことができます。例えば，マウスのクリック，キーボード，音声を使用することによって，コンピュータのスクリーン上で即座にフィードバックを受けることができます。このフォーマットは，若い世代のターゲット・オーディエンスからは高い評価を受けています。ウェブベースのコンピュータ・テイラー化システムを使用した初期の研究において，対話型のコンピュータ・テイラー化フィードバックを受け取った回答者は，テイラー化されていない情報を受け取った回答者と比べて，情報をより高く評価し，自身の脂肪摂取レベルをよく把握し，脂肪摂取量を減らそうと動機づけられていました（Oenema et al., 2005）。ただし，この研究では，ウェブベースによるテイラリングと紙媒体のテイラリングの比較を行っていません。

　メッセージは，メッセージのフォーマットにかかわらず，適切かつ魅力的なレイアウトを用い，規則性のあるわかりやすい順番で提示することが重要です（2章～5章参照）。電子配信フォーマット（例えばウェブサイト）は，自由度は高くなりますが，フォーマットの選択はターゲット・オーディエンスの好みや予算に合わせて選択されます。

10.4.7　事前テスト

　コンピュータ・テイラリング・プログラムに関わる上記の開発過程がすべて終了したら，プログラムの正確性，受容性，使いやすさ，および理解しやすさについて，ターゲットとなる母集団を使ってテストを行う必要があります。コンピュータ・テイラー化されたプログラムにおける広範な事前テストを行うことはとても重要です。開発者は，プログラムがターゲットとなる対象者に正しいタイミングで，正確で，有益に，かつ関連性のあるメッセージを提供できているかを確認しなければなりません。さらに，ウェブベースのプログラム（または，その他の双方向性がある配信フォーマット）の場合は，プログラムが作成された場所以外で正しく作動するかどうかについてもテストしておかなければなりません。ターゲット集団のメンバーにプログラムの事前テストに参加してもらい，プログラムを簡単に使ってもらっているかどうかを確認し，その良さを理解されているのか，その内容が自分と関係していると思われているのかをチェックする必要があります。適切にプログラムに適合されていることが確認された後ではじめて，プログラムの実行と評価の準備に入ります。

10.5　コンピュータ・テイラリングは有効なのか？

　科学的文献を備えたいくつかの研究レビューでは，テイラリングされた紙媒体の資料のほうが標準的な健康教育メッセージよりも効果的であることが明らかにされています（Brug et al., 2005）。様々な健康行動を対象とした57の介入研究をメタ分析したノアら

（Noar et al., 2007）の研究レビューでは，子宮頸がんおよび乳がんのスクリーニングや，禁煙，食事，および身体活動を対象とした介入で効果的であることを認めています。

30編の論文についてシステマティック・レビューを行ったクローゼら（Kroeze et al., 2006）によれば，多くの介入がメッセージの受取人に対してテイラー化フィードバックを提供しており，行動変容を行うことの恩恵，行動変容に伴うバリア，およびセルフエフィカシーについて，説得的なメッセージを含んでいることが示されています。ほとんどの介入は，単一の接触で済まされ，すなわち1回のテイラー化された手紙，パンフレット，または双方向のフィードバックの機会が提供されるだけですが，中にはテイラー化フィードバック・メッセージを複数回（2〜15回）提供している介入もあります。脂肪摂取量の低減を目的として短期的介入効果についての評価を検証した14編の研究のうち11編の研究では，テイラー化介入群のほうが，テイラー化されていない介入群（または，介入していない群）と比べて，有意に肯定的な効果を示していました。

長期的な追跡調査を実施していたのは2編だけでしたが，いずれも有意な肯定的効果を認められていませんでした。果物・野菜摂取に関する研究では，10編中6編，および繊維摂取に関する研究では4編中3編について，肯定的な効果が報告されていました。身体活動の促進を目的とした5編の研究では，2編はテイラー化介入のほうに有意差が認められましたが，他の2編では否定的な結果が報告されていました。このように，否定的，肯定的両方の結果があるものの，全体的に見れば，いくつかの研究ではきわめて肯定的な効果が示されています。

10.5.1　コンピュータ・テイラリングは誰にとって有効なのか？

これまでに行われたコンピュータ・テイラー化栄養介入の多くは，スクリーニング・インスツルメントとして質問票を用い，紙媒体のフィードバックを回答者に提供していました。そのため，コンピュータ・テイラー化による栄養教育は，高等教育を受け，または動機づけが高いメッセージの受取人だけに有効なのではないかという議論が行われてきました（Brug & Van Assema, 2000）。実際，ヘルス・コミュニケーションでは，一般的に，教育レベルの高い集団に効果的であることが明らかになっています。また，動機づけが低い人々はスクリーニング調査を行う気がない可能性があります。あるいは，テイラー化されたメッセージを読まず，読んでからも情報処理を行わない可能性もあります。なぜなら，彼らは，「変わる必要」がなく，それゆえ介入に参加する理由もないからです。

コンピュータ・テイラー化による栄養教育に関する研究の大半は，自発的な参加希望者を対象にして行われています。このような場合には，女性で，動機づけが高く，教育水準が高い人たちが対象者になりがちです。そうなると，介入結果の解釈についても，これらの特徴を持った人たちについてしか言及できなくなります。つまり，コンピュータ・テイラー化の栄養教育は，教育水準が高く，すでに動機づけられている女性にアピールしていることになります。そこで私たちは，初期のテイラリング研究の1つとして，従業員の大半が男性の職場においてコンピュータ・テイラー化による栄養教育を行いました。この研究の参加率は74％に昇り，テイラー化介入群において有意に脂肪摂取量を低減させました（Brug et al., 1996）。これにより，男性も個人に合ったフィードバッ

クや食生活に関連する説得メッセージに興味を示すことが証明できました。また，動機づけが低い人，教育水準が低い人，および男性を対象者に含むいくつかの大規模な研究においても，コンピュータ・テイラー化の栄養教育の効果に性別と介入の交互作用がないことが報告されています。つまり，コンピュータ・テイラー化介入は，性別や教育水準に関係なく効果を発揮するということです。その他にも，動機づけと教育水準が低い人たちを対象としたコンピュータ・テイラー化による栄養教育の介入効果を検証した研究もあります（Brug & Van Assema, 2000）。その研究結果も，行動変容に対する動機づけが低い人たちであっても，一般的な栄養情報よりもコンピュータ・テイラリングされた栄養情報のほうが効果的であることを示していました。この研究では，参加者の34％がテイラー化メッセージを受け取った時点で行動変容することに動機づけが低かったにもかかわらず，当初から動機づけが低かった多くの人たちが食事に関する個別のフィードバックを提供されたときに注意を向けるようになったのです。これらの研究結果から，少なくとも食事（脂肪摂取の低減）に関して，行動変容に対して動機づけが低い人たちは，行動変容に興味がない，もしくは抵抗があるというよりも，単に気づきが不足していただけではないかと思われます。

　コンピュータ・テイラリングに関する肯定的な効果は，最も介入が必要な教育水準の低い人たちにおいても示されています。例えば，低所得者でマイノリティの女性を対象に実施された「女性の健康管理と賢い食事（Health Works for Women & FoodSmart）」研究においても成果を上げています（Campbell et al., 1999）。ただ，この研究では，著しく教育水準の低い人は含まれていませんでした。教育水準が著しく低い集団に対しては，識字率の問題もあるため，文字ベースの介入を用いることは困難です。ただ，教育水準が低くても文字が読める対象者であれば，個人と関連のない情報を最初から取り除き，情報を厳選するテイラリングを用いるほうが効果的です。

10.6　なぜコンピュータ・テイラー化介入は効果的なのか？

　コンピュータ・テイラリングのメカニズムについては，いまだ完全には解明されていません。ただ，これまでに様々なメカニズムが提唱されており，一部証明されているものもあります。コンピュータ・テイラー化介入は，メッセージへの注意を向けると同時に，情報の認知処理も促します（8章参照）。つまり，コンピュータ・テイラリングによる個別化されたフィードバックは，情報処理を強化することができるのです。

10.6.1　注意と認知的情報処理を強化する

　人々が介入の内容に十分な注意を払うとき，介入が効果的になりえます。介入効果を発揮させるためには，メッセージ内容に対して対象者の注意を高める必要があります。コンピュータ・テイラー化介入における様々な属性はメッセージへの注意を高めやすくさせます。中でも，情報の個別化は，対象者の注意を引きつける際に役立ちます。メッセージの受取人の名前，年齢，性別，家族の名前，その他受取人にとって重要な特徴に

言及することで，フィードバック・メッセージを個別化することができます。テイラー化された情報は，メッセージの受取人に関連する内容だけになるため分量がかなり絞り込まれます。これにより，提供する情報に対して，さらに対象者の注意を引きつけることができます。脳波を測定したロイターら（Ruiter et al., 2006）の研究では，コンピュータ・テイラー化による栄養教育のほうが，テイラー化されていない一般的な栄養教育よりも，注意を引きつけることが示されています。

　認知を変容させる際には，まずメッセージに注意を向けてもらうことが大前提となります。ただ，それだけではまだ不十分です。メッセージが効果を発揮するには，情報がどのように認知的に処理されるかに関わってきます。精緻化見込みモデル（Petty & Cacioppo, 1986）によると，情報処理のルートには中心ルートと周辺ルートの2つがあるといわれています。中心ルートの情報処理は，より強固で持続的な態度の変容をもたらすために，行動変容を促す際にはより重視されます。また，この情報処理は，提示された情報を注意深く，周到に検討することを特徴としており，高く動機づけられた対象者が情報をじっくりと吟味する際に用いられます。そのため，情報が自分に関連していると認識された場合には，主に中心ルートの情報処理が採用されます。また，コンピュータ・テイラー化情報が中心的に処理されることも様々な研究で報告されています。それらの中には，コンピュータ・テイラー化情報が一般的な情報よりもじっくりと読まれ，内容について他者と話し合われ，記憶されやすいことを示すプロセス評価研究も含まれています（Brug et al., 1996; Kreuter et al., 2000a）。さらに，コンピュータ・テイラー化された減量に関する資料を受け取った人は，一般的な情報を受け取った人よりも，体重コントロールや減量行動に関して前向きに考え，自己との関連性を強く持ち，行動意図を高め，肯定的に自分を評価していました。最後に，テイラー化メッセージが持つ双方向という性質は，認知的情報処理を強化するかもしれません。双方向的なテイラー化メッセージを用いることで，そのメッセージに関わりが強くなり，さらに認知的処理を活性化する可能性があります。

10.6.2　フィードバックの効果

　コンピュータ・テイラー化介入における個別のフィードバックは，重要な行動変容技法です。自分の行動や意図についてのフィードバックは，より個人的な内容であるために中心ルートの情報処理が行われます。また，規範的なフィードバックを提供するなど他の行動変容技法を用いることも，コンピュータ・テイラリングの効果を高めるのに役立ちます（Oenema et al., 2005）。その他頻繁に用いられている行動変容技法としては，メッセージを受け取る対象者の特徴に合わせたロールモデルの提示，個別の目標設定，個別の行動計画の作成，および目標達成に向けた進捗状況に関する個別のフィードバックの提供などがあります（7章参照）。

10.7　コンピュータ・テイラー化介入の将来

　以下では，コンピュータ・テイラリングの将来に向けて2つの開発について簡潔に論

じます。1つは新しいテクノロジーの使用についてであり，もう1つは新しい個人的特徴を用いたテイラリングについてです。

10.7.1 新しいテクノロジーの使用

　ウェブ配信のコンピュータ・テイラー化介入は，eメール，ショート・テキスト・メッセージング（SMS）とツイッター，インターネット・ソーシャルネットワーキングのように，他の多様なテクノロジーと組み合わせることが可能です。これにより，いつでも，どこでも，好きなタイミングで行動変容技法を提供することができるようになります。例えば，メッセージの受取人は，あらかじめリスク場面に直面した際に，様々なテイラー化メッセージを受け取れるように設定しておくことができます。さらに，対象者に，加速度計で測定した身体活動量のデータや買い物時のクレジットカードの利用状況のデータを入力させることによって，それらの結果から対象者の行動変容を促すためにテイラー化メッセージを作成することができます。ウェブベースの介入であれば，厳選されたウェブの情報源や同じ行動変容を目指している仲間同士でサポートグループを対象者に紹介することも可能です。

　ただ，インターネットを利用することについては問題点もあります。例えば，情報量が膨大過ぎること，情報の妥当性が確認できないこと，情報源が信頼できないこと，間違えてクリックしてしまい，関係のないサイトに飛ばされること，などです。これらの問題点は，信頼できる栄養教育のメッセージにアクセスする際の妨げにもなります。インターネットベースでの対話型のテイラー化栄養教育の可能性については，まだテストも利用もされていません。革新的アプリケーションが介入の有効性を強化すると結論付ける前には，それらが行動変容に効果があるかどうかを入念な事前テストを行って調べる必要があります。

10.7.2 新しいテイラリング特性の使用

　コンピュータ・テイラリングは，新たな個人差を測定することでさらに改善されるかもしれません。例えば，習慣の定着度（強さ），潜在的な態度，既存の自己調整スキル，自己決定プロセス，社会的ネットワークと社会的サポート，物理的・社会的環境の認知が候補としてあげられます。

　コンピュータ・テイラー化介入では，仲間からのサポートや仲間との関係性に直接的に働きかけることはあまりありません。ただ，食習慣に関しては，食品の購入や食事の準備を他者に任せている人もいるので，個人の意志や決断力だけではどうしようもないこともあります。そのような場合には，他の家族メンバー（特に，調理する人，買い物をする人）にテイラー化フィードバックを渡して，家族で話し合いながら家族ベースでテイラー化された栄養教育が行われてきました（De Bourdeaudhuij & Brug, 2000）。

10.8　結　論

　本章では，コンピュータ・テイラリングとは何か，どのようなときに効果的なのか，

どのように行えばよいのかについて説明しました。コンピュータ・テイラリングの開発は複雑ですが、いったん運用できるようになれば、大多数の対象者に比較的低コストで個別化されたヘルスプロモーションを提供することができます。個別化されたメッセージは、重要かつ関連性が高いとみなされやすく、注意を高めることができ、メッセージ内容についての情報処理も促されます。そして、結果的に行動変容につながる可能性を高めます。評価研究の文献に関するレビューでは、コンピュータ・テイラー化介入は、一般的なヘルスプロモーション介入よりも有効であることが示されています。コンピュータ・テイラー化介入は、大規模集団における複雑な行動パターンを対象とする場合に、また行動パターンやその決定因が多岐に渡っている場合に最も効果を発揮します。ただ、その正確性、安全性、安定性、および有効性を確認するために事前テストを行うことを忘れないようにしてください。

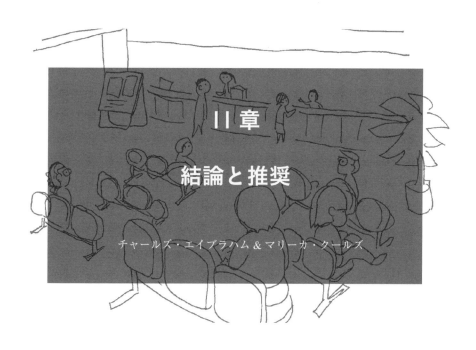

11.1 ひと口サイズの要約

　この最終章は，本書全体の要約です。この章を読むのは，1章を読んだ直後であろうが他の章を読んだ後であろうがどちらでもかまいません。本章では，これまで本書の著者たちが届けたキーとなる結論，特に書面にしたヘルスプロモーションの資料を作成するために必要な実際的提案に焦点を当てて説明することにします。この本の主要なポイントをひと口サイズで説明するので理解していただけたらと思います。しかし，ここでは，実際的提案をすべて掲載することはできていません。本章は，各章が示した内容についてほんの一例を示しているだけにすぎません。そのため，興味があれば，各章のページに戻り，そこで詳しい説明やさらなる推奨内容を読んでみてください。

11.2　2章の要約：テキストを読みやすく設計する

　2章は，ジェームス・ハートリー（James Hartley）によって，テキストのレイアウトをどのように読みやすくするかについて実践的なアドバイスが提供されています。書面化資料は，彼が述べているように，人々に読まれなければ，対象者に対して，健康関連の動機づけを高めたり，行動するように説得したり，影響を与えることはできません。この章では，下記のような選択肢に関するアドバイスが提供されています。

1. 用紙サイズと向き
2. 理解しやすくするためのテキスト周辺の行間
3. 文字サイズと書体

4. テキストを強調したり，差別化する方法（例えば，イタリック体の使用）

　この章では，用紙サイズや配置が重要であり，例えば離れたところから読むのが難しいポスターは誰にも読まれないということに注目しています。
　一貫性があって体系的な行間があれば，メッセージの読み手が文書の構造を知り，すばやく読め，自分に最も関係のあるテキスト部分を明らかにすることができます。小さな子どもやお年寄りを含む読解力が低い読み手にとっては，行端が揃っていないテキストのほうが読みやすいという根拠もあります。
　たいていの人（視覚の弱い人を含み）にとって，12ポイントで1.5行の行間は，他の様々な書体と比較して一番読みやすいということも指摘されています。
　推奨されるキーとなる4つの構造的要素は，次のとおりです。

1. 詳細な目次
2. 各章の大まかな概要
3. 文章の見出し
4. 結びの要約

　この章では，「するべきこと」と「してはいけないこと」について有効なリストでまとめています。それらを以下に示します。

◎ **するべきこと**
・行端の揃わないテキストを用いて，いろいろな読み手に対して事前テストを行うこと

✕ **してはいけないこと**
・テキストを強調するためにあまりにも多くのキュー(合図)を使いすぎないこと(特に大文字，下線，色)

11.3　3章の要約：理解しやすい資料を作る

　3章は，マリーカ・クールズ（Marieke Kools）により，メッセージの理解度が行動変容の促進に必要不可欠であることを指摘しています。この章では，読み手の読解力のもとにある認知メカニズムを考慮することによって書面化されたテキストへの理解が進むことを強調しています。一般的に重要なルールとして，ワーキングメモリの中で活性化する概念の数はどんなときでも限られているということです。重要なことは以下の点です。

1. あまり多くの内容を1つのセクションで紹介しないこと
2. テキストとグラフィックの内容を合致させ，お互いを近接させること

この章では，テキストやグラフィックの特色について研究論文を紹介し，テキストや図のデザインについての良い例や悪い例が論議されています。また，以下の点に注目しています。

1. 読み手に対して，グローバル／マクロ・レベルで，またローカル／ミクロ・レベルで要求する内容を考えさせるテキストの特色。
2. テキストの概要を表す比較的抽象的な複数の概念の関係を図示して体系化したり要約したりするグラフィック・オーガナイザー。
3. 異なる種類のテキストを識別したり，強調するアイコン。
4. 重要な特徴や関係性を示すことによってテキストの情報を視覚的に説明するイラスト。例として，イラストのデザイン方法を示すセクションでは，以下のように触れている。従わせる必要がある手続き情報では，単純な線画とテキストの形にしてそれらのイラストを組み合わせて提供すべきである。一般的に，複雑な情報を理解するには，線画の利用が役に立つ。
5. 資料について慎重な分析を行うと，どの部分に視覚的なサポートやさらに詳しいテキストが必要かを決めやすい。
6. 教示の内容をテストするには，その教示を行って初心者ユーザーの活動を観察し，その結果に従ってテキストの再設計を行うことが推奨される。

最後に，資料の有効性についてのテスト方法がアドバイスされています。例として，単に読み手に対して理解できたかどうかを尋ねることは適切ではないと指摘しています。その理由として，読み手は尋ねられれば，テキストのデザイナーの努力を知っているので，肯定的な回答をしなければならないという義務感にとらわれるからです。本章では，読み手にテキストの意味を説明してもらうというように，客観的な測定法を用いる方法について説明しています。

11.4　4章の要約：使いやすい資料を作る

4章では，マリーカ・クールズ（Marieke Kools）によって，「認知-人間工学」の応用研究分野について説明しており，「ユーザビリティ（使いやすさ）」という観点から資料のデザインを見ています。すなわち，人々がどのようにあなたの資料を使うか，あなたが制作者としてこの情報を使ってどのように資料のユーザビリティを改善できるのかを説明しています。

読み手の注目を集めて集中させることやテキスト内から特定の情報を探しやすくすることはそのテキストの影響力を高めるために重要です。読み手があなたの文章をどのように認識し，理解し，使用するかについて理解することも重要なことです。

ユーザビリティは，まさに資料の構造を理解することです。あなたのデザインを読み手に理解させ，早めに情報を探し出させ，資料を肯定的に受け入れさせるためには，資料のユーザビリティは高くなければなりません。資料においてのユーザビリティ要因が議論されており，以下の内容を確実にしなければなりません。

1. 様々なタイプのユーザのニーズや要望に対して柔軟であること
2. 学習するのに容易であること
3. ワーキングメモリと長期記憶への負荷が最小限で済むこと
4. ユーザーが利用できるガイダンスの仕組みがあること

　紙媒体の資料のデザインはウェブサイトのものと同様に，それぞれの提案に関して，具体的に「するべきこと」と「してはいけないこと」がリストアップされています。4章では，あなたのデザインのユーザビリティを客観的指標を用いてテストすることをすすめています。これらのテストでは，時間や予算によって読み手のグループを2群に分けた実験的デザインや質問形式の質的アプローチを用いています。4章では，あなたが開発した資料について，ターゲット・オーディエンスのうちわずか4，5名ですべての潜在的なユーザビリティ問題が80％まで明らかになる，という心強い研究結果が紹介されています。具体的なユーザビリティの特徴としては，「有効性（effectiveness）」「効率性（efficiency）」「ラーナビリティ（learnability）」，そして「満足度（satisfaction）」といった指標でテストされています。

11.5　5章の要約：グラフィックを効果的に使用する

　5章は，パトリシア・ライト（Patricia Wright）によって，テキスト・メッセージのコミュニケーション目的について議論することから始めています。彼女は，それぞれのグラフィックが何をコミュニケートするのか，またそれがどのようにテキストの内容をわかりやすくさせるのかについて，制作者が注意深く考えることをすすめています。どのようなグラフィックであっても，デザイナーは提供する目的を明確にすること，またテキストを読みやすくするためにグラフィックをテキスト内に注意深く配置することに（3章参照）配慮しています。5章は，制作者に対して，グラフィックが（テキストのように）読み手の知識（あるいは知識不足）にテイラー化されねばならないと述べています。例えば，読み手は，制作者が使った記号を理解しているかなど，グラフィックはテキストと同様に読み手の知識，または知識不足に合わせる必要があることを再認識する必要があるとアドバイスしています。加えて，グラフィックはテキストに取って代わるものではないこと，もしテキストの内容に沿っていないものを使用すればメッセージを弱体化させてしまう，ということを強調しています。3章，4章で強調しているように，検証（事前テスト）を行って評価し，読み手の反応を明らかにするという入念な検討が必要です。この章では，グラフィックの選び方について単純に3つの過程を並べています。

- グラフィックの目的を決定すること
- グラフィックのスタイルを選ぶこと
- リーフレットの中にグラフィックを適切に配置すること

5章では，プレーン・テキスト（文字列の形式）を強化する可能性としてのグラフィックによるコミュニケーションの目的にスポットを当てています。人々は，グラフィックがあることによって，文章を読むように促されます。グラフィックの利用は，教示を与えるとき（3章参照）や同時に起こっていること，また「並行」して起こっていることを説明する際に有効です。また，危険性，可能性，および頻度を説明する際にもきわめて有効です。グラフィックは，読み手の感情を生起させますが，この役割は慎重に扱わなくてはいけません（8章を参照）。

　この章ではまた，グラフィックの選出方法と使用方法についてキーとなる効果的な提案がなされています。例えば下記のようなことです。

1. 明瞭性やオーディエンスを巻き込む（包括性）ことを考慮して写真よりはむしろ線画を用いること
2. 図画，写真，データチャート，いずれの場合であっても簡潔であること
3. イラストの重要な部分がわかり，図形を正しく理解させるためにキャプションを入れること
4. グラフィックの表現は文化的背景を考慮しておくこと

11.6　6章の要約：ヘルスプロモーション資料のために根拠に基づく内容を開発する

　6章では，チャールズ・エイブラハム（Charles Abraham）によって，統合的な理論的枠組みを用いたり，あらかじめ誘発調査を行うことによって，ヘルスプロモーション・メッセージが言及するターゲット行動にマッチさせやすいということを論じています。誘発調査は，（例えばインタビューを用いるなどして）ターゲット・オーディエンスがすでに知っている内容，考えている内容，また行っている内容についての調査です。この章では，ヘルスプロモーション・テキストについて次のような仮説をもとにしていることを述べています。

1. どんな認知と予備的活動がターゲット行動と関係するのかを（調査から）明らかにすることができる。
2. ヘルスプロモーション・テキストにおける説得力のあるメッセージは，直接認知および活動に焦点を当てている。
3. 読み手は，これら説得力のあるメッセージを読み，情報処理するように動機づけられる。

　この章では，2つの理論を統合した理論的枠組みを取り上げ，1つは情報－動機づけ－行動スキル・モデル（the information motivation behavioural skills model）であり，もう1つは動機づけの核となる要素を明らかにした枠組みについて検討しています。後者のモデルは，読み手が推奨された健康行動を採択するように動機づけを高めることを目的

に，変える必要がある一連の信念（考え方）が強調されています。

1. 推奨された行動変容の利点について認識すること
2. 同世代の間での行動の蔓延（どれほど行われているのか）や受容（どれほど受け入れられているのか）について認識すること
3. 自己イメージとの一致度について認識すること
4. 行動を採択することについての快感覚を予測すること
5. 自分が行動を成功裏に行うことができるという信念（セルフエフィカシー）

　6章では，多くの研究で適用されている理論的枠組みから，行動変容を生じさせる先行要因をどのように選択すれば，ヘルスプロモーション・テキストに必要なメッセージが何かを理解しやすいことを示唆しています。このアイディアは，7章で展開されています。

　この章では最後に，読み手がヘルスプロモーション・メッセージを読むための動機づけが高いのか低いのかわからないことと，そのために動機づけを強化する方法についても言及しています。

11.7　7章の要約：変容メカニズムを行動変容技法にマッピングする―文書を用いて行動変容を促す体系的アプローチ

　7章では，チャールズ・エイブラハム（Charles Abraham）によって，デザイナーがメッセージの内容を決定する前に以下の質問に答えることが求められています。

1. 介入が必要とする問題は何なのか。
2. 行動を変える必要があるのは誰か。
3. 変容させる必要があるのはどのような行動なのか。
4. 意識，動機づけ，およびスキルの変化を促進させるにはどのような変容メカニズムが必要なのか。
5. 特定の変容を生じさせるためにどの行動変容技法を用いることができるのか。
6. これらの行動変容技法は，どのようにヘルスプロモーションの資料に記載される（組み込まれる）ことができるのか。

　著者は，書式化された資料に含まれるメッセージ内容に行動変容問題（書式化された資料が述べている）の種類を関連させることについての計画過程を詳細に述べています。ここでは，メッセージがターゲットとする11の変容メカニズムのリストをあげています。制作者には，先の4つ目の質問（意識，動機づけ，およびスキルの変化を促進させるにはどのような変容メカニズムが必要なのか？）に答える変容メカニズムを選択するようにすすめられています。例えば，ターゲット・グループについてセルフエフィカシ

ーの欠如が問題である，と認識すれば，キーとなる変容メカニズムはセルフエフィカシーの強化である可能性が高くなります。さらに，この章では，目標とする11の変容メカニズムのいずれかに相当するように，グループ化された40の行動変容技法のメニューが提供されています。制作者は彼らのターゲット・オーディエンスの必要性に応じて最適な選択を行えばよいのです。人の反応・感情・情報を引き出す研究，例えばターゲット・グループを観察したり，インタビューを行うことによって，変容メカニズムと行動変容技法を選択することに役立ちます。

さらにキーとなる変容メカニズムとして「セルフエフィカシーを強化せよ」と明らかになれば，そのとき，制作者は行動変容技法の1つ，「セルフエフィカシーを高める議論の使用」を選択できます。加えて，「ほんの少し練習すれば，コンドームの取り扱いも装着もすばやくできるようになるよ」というメッセージも含めてもよいと思います。

加えて，「教示を与える」という行動変容技法を選択してもよいでしょう。このケースでは，正しいコンドームの使用を例示している線画グラフィックを示し，グラフィックの意味が何であるかをキャプションを用いて説明すればよいでしょう。例えば「裏返しに巻かれたコンドームを勃起したペニスの先端に装着する」というようなキャプションです。

将来のデザインを決めるにあたっては評価が必要です。評価を行うことで，効果的な資料とはどのようなものであるかを見つけることができます。つまり，誰のために，そしてどのように届けられ，実際には誰がどのように使ったのかという評価です。

11.8　8章の要約：人々を脅してやらせる？　再考！

8章では，ロバート・ロイター & ゲルヨ・コック（Robert Ruiter & Gerjo Kok）によって，ヘルスプロモーションにおける脅威のメッセージ（恐怖心を煽る）について考察しています。著者らは恐怖心を煽るという手法がよく使われていることを認識しています。ただし，恐怖心を煽るメッセージは注意深くデザインしないと効果的でなくなる，または受け手が健康行動のリスクを正当化してしまうという根拠もあると述べています。

ここでは，よくデザインされた恐怖心を煽ることについて2つのメッセージを伝えるべきであると説明しています。

1. 受け手が敏感になりやすい重大な脅威（例えば，肺がんなど；喫煙は肺がんのリスクを高める）が存在する。
2. 望まない結果を避ける効果的な方法（例えば，禁煙）があり，その方法が受け手にとってたやすく行える方法である（例えば，禁煙グループが禁煙したい多くの参加者を支援するなど）。

著者は，多くの恐怖心を煽る手法が最初の考え，つまり驚異だけに集中し，第2の考え，すなわちその回避方法についての情報を省略，強調していないと指摘しています。情報の受け手は，2番目のメッセージがないと危険を予防できるという自信を持てず，

恐怖を覚えるだけなので注意が必要です。情報の受け手は，回避することができない深刻な恐怖に直面すると，恐怖の現実を否定し，心理的な壁を作ります。情報の受け手は，メッセージの信頼性に疑問を持ったり，メッセージに対して自分は特別に免疫があると主張したりします（例えば，自分の父親は生涯喫煙していたが肺がんに罹患しなかったなど）。このようなときには，推奨する行動変容を実践する可能性がなくなる，または行う気力を失わせます。

　著者らは，推奨されている行動に関連して，情報の受け手がセルフエフィカシーを向上し，そのことによって得られる危険を避ける自信が重要であることを強調しています。恐怖心を煽る以外のアプローチについて，また恐怖心を煽ることについての正しい使用方法を提案しています。

11.9　9章の要約：メッセージ・フレーミング

　9章では，マリカ・ウェリジ，ロバート・ロイター，ジョナサン・ファン・リート & ハイン・デ・フリース（Marieke Werrij, Robert Ruiter, Jonathan van 't Riet & Hein deVries）によって，メッセージ・フレーミングの重要な点，すなわちメッセージの正確な言い回しはメッセージの説得力を高める可能性を説明しています。一般的に，同じ情報をゲイン・フレームド・メッセージかロス・フレームド・メッセージかの観点から2種類のメッセージ・フレームを作ることが可能です。

1. ゲイン・フレームド・メッセージでは，あなたが健康行動を実践することによって得られる恩恵が強調される。例えば，「もしあなたが適正体重を維持できるならば，がんに罹患するリスクを低減させることができます。」などである。
2. ロス・フレームド・メッセージでは，健康行動を実施しなかった場合に生じる悪影響が強調される。例えば，「もしあなたが過体重や肥満ならば，がんに罹患するリスクが増大します。」などである。

　この章では，トベルスキー & カーネマン（Tversky & Kahneman）によって行われた古い実験が紹介されています。彼らは，当初，ゲイン・フレームド・メッセージとロス・フレームド・メッセージが異なる説得力を持っていることを見出されました。しかしながら，その後，プロスペクト理論の研究によって，メッセージ・フレーミングの効果があまりにも簡単に説明されるようになりました。9章では，多くの研究の中から，ゲイン・フレームド対ロス・フレームド・メッセージの効果に影響する3つの因子について，以下のように議論されています。

1. 健康行動に対するターゲット・オーディエンスの主観的リスク
2. 推奨された健康行動に対する実行可能性（セルフエフィカシー）
3. メッセージのフレームと読み手の適合度（相性）

ロス・フレームド対ゲイン・フレームド・メッセージの解釈に影響を及ぼすそれぞれの因子が説明され，どのようにメッセージの中にゲインかロスを選択したらよいのかがアドバイスされています。著者らは，ターゲット・オーディエンスがすでに行動の遂行に関して危険性を認識し，行動遂行能力に高い自信を持つ可能性がある場合は，ロス・フレームドを使うほうがよいと述べています。

そして最後に，通常，ゲイン・フレームドを使うほうがヘルスプロモーション・テキストでは安全な選択であると結論づけています。

11.10　10章の要約：ヘルスプロモーション・メッセージのコンピュータ・テイラリング

10章では，ヨハネス・ブルグ＆アンカ・オネマ（Johannes Brug & Anke Oenema）によって，コンピュータ・テイラリングについて述べています。ここでは，特徴，信念（考え方），そして行動を測定するスクリーニング・インスツルメントを用い，その後，コンピュータ・プログラムによって，それぞれの受け手の反応に適合した個別のヘルスプロモーション・メッセージが提供されます。これまでの章では，メッセージは，ターゲット・オーディエンスの知識や懸念していることに合わせることが推奨されてきました。コンピュータ・テイラリングの利点は，メッセージが個別に，つまり個々の受け手に合わせられることです。

この章では，コンピュータ・テイラリング介入の構成を以下の内容で説明しています。

1. ターゲット行動を促進させるために何を変化させる必要があるかを明らかにする理論的枠組み
2. 変化を必要とするかもしれない一連の先行要因に関して，それぞれの受け手を評価するためのスクリーニング・インスツルメント，あるいは診断インスツルメント
3. 個人の反応を蓄積するデータベース・システム
4. 一連のメッセージ・ライブラリ
5. スクリーニング・インスツルメントへの所定の反応に対して適切なメッセージを選択するための「テイラリング・アルゴリズム」を定義するコンピュータ・プログラム
6. 選択されたフィードバック・メッセージを回答者に首尾一貫して配信するフォーマット

著者らは，このヘルスプロモーションへのアプローチが一般的なヘルスプロモーション（大きなグループや母集団向けの書面化された資料）より効果があることを示す説得力のある根拠を提示しています。

この章では，ウェブベースで携帯電話によるテキスト・コミュニケーションの発展がテイラー化ヘルスプロモーションを個別に配信するために斬新な機会として提供されて

いることにも焦点を当てています。

11.11 結　論

　みなさんは，これらの章を通して，①ヘルスプロモーション・メッセージのデザインをどのように進めていったらよいのか，②ヘルスプロモーション・メッセージには何を含めればよいのか，そして③それらのメッセージをどのようにデザインし，表現したらよいのか，について，すでに理解していただいていると思います。みなさんが今までより効果的に人々の健康関連の行動を変容させていくこと，そして人々の健康やウェルビーイングの改善に役立てれば幸いです。

注

本著書は，一部 the National Institute for Health Research（NIHR）UK（英国　国立健康研究所）から支援していただいています。しかし，内容はすべて著者による視点であり，必ずしも NIHR や the UK Department of Health（英国健康局）の見解ではありません。

… 文　献 …

● 1 章

Abraham, C. (2011a) 'Developing evidence-based content for health promotion materials', in C. Abraham, and M. Kools (eds), *Writing Health Communication: An Evidence-Based Guide.* London: Sage.

Abraham, C. (2011b) 'Mapping change mechanisms on to behaviour change techniques: a systematic approach to promoting behaviour change through text', in C. Abraham, and M. Kools (eds), *Writing Health Communication: An Evidence-Based Guide.* London: Sage.

Abraham, C. and Kools, M. (2011) 'Conclusions and recommendations', in C. Abraham, and M. Kools (eds), *Writing Health Communication: An Evidence-Based Guide.* London: Sage.

Brug, H. and Oenema, A. (2011) 'Computer-tailoring of health promotion messages', in C. Abraham, and M. Kools (eds), *Writing Health Communication: An Evidence-Based Guide.* London: Sage.

Coulter, A., Entwistle, V. and Gilbert, D. (1999) 'Sharing decisions with patients: is the information good enough?' *British Medical Journal*, 318: 318-22.

Hartley, J. (2011) 'Designing easy-to-read text', in C. Abraham, and M. Kools (eds), *Writing Health Communication: An Evidence-Based Guide.* London: Sage.

Kools, M. (2011a) 'Making written materials easy to understand', in C. Abraham, and M. Kools (eds), *Writing Health Communication: An Evidence-Based Guide.* London: Sage.

Kools, M. (2011b) 'Making written materials easy to use', in C. Abraham, and M. Kools (eds), *Writing Health Communication: An Evidence-Based Guide.* London: Sage.

Payne, S., Large, S., Jarrett, N. and Turner, P. (2000) 'Written information given to patients and families by palliative care units: a national survey', *The Lancet*, 355: 1792.

Ruiter, R. and Kok, G. (2011) 'Planning to frighten people? Think again!', in C. Abraham, and M. Kools (eds), *Writing Health Communication: An Evidence-Based Guide.* London: Sage.

Smith, J. R., Louis, W. R. and Terry, D. J. (in preparation) 'When norms backfire: descriptive norm inferences can undermine injunctive norm effects'.

Werrij, M., Ruiter, R., van 't Riet, J. and de Vries, H. (2011) 'Message framing', in C. Abraham, and M. Kools (eds), *Writing Health Communication: An Evidence-Based Guide.* London: Sage.

Wright, P. (2011) 'Using graphics effectively in text', in C. Abraham, and M. Kools (eds), *Writing Health Communication: An Evidence-Based Guide.* London: Sage.

● 2 章

Bernard, M. L., Chaparro, B. S., Mills, M. M. and Halcomb, C. (2002) 'Examining children's reading performance and preference for different computer-displayed text', *Behaviour & Information Technology*, 21(2): 87-96.

Bernard, M. L. and Mills, M. M. (2000) 'So, what size and type of font should I use on my website?' *Usability News*, 2(2): 1-5.

Black, A. (1990) *Typefaces for Desktop Publishing: A User Guide.* London: Architecture Design and

Technology Press.

Dyson, M. C. (2005) 'How do we read texts on screen?' In H. van Oostendorp, L. Breure and A. Dillon (eds), *Creation, Use, and Deployment of Digital Information*. Mahwah, NJ: Erlbaum, pp. 279-306.

Fisher, D. (1976) 'Spatial factors in reading and research: the case for space', in R. A. Monty and J. W. Senders (eds), *Eye-Movements and Psychological Processes*. Hillsdale, NJ: Erlbaum, pp. 417-28.

Hartley, J. (1993) 'Recalling structured text: does what goes in determine what comes out?' *British Journal of Educational Technology*, 24(3): 85-91.

Hartley, J. (2004a) 'Designing instructional and informational text', in D. H. Jonassen (ed.), *Handbook of Research in Educational Communications and Technology* (2nd edn). Mahwah, NJ: Erlbaum.

Hartley, J. (2004b) 'Applying psychology to text design: a personal view', *Information Design Journal and Document Design*, 12(2): 91-102.

Hartley, J. and Johnson, M. (2000) 'Portrait or landscape? Typographical layouts for patient information leaflets', *Visible Language*, 34(3): 296-309.

Ling, J. and van Schaik, P. (2006) 'The influence of font type and line length on visual search and information retrieval in web pages', *International Journal of Human-Computer Studies*, 64(5): 395-404.

Ling, J. and van Schaik, P. (2007) 'The influence of line spacing and text alignment on visual search of web pages', *Displays*, 28(2): 60-7.

Mackiewicz, J. (2007) 'Audience perceptions of fonts in projected PowerPoint slides', *Technical Communication*, 54(3): 295-307.

Schriver, K. A. (1997) *Dynamics of Document Design*. New York: Wiley.

Small, J. P. (1997) *Wax Tablets of the Mind: Cognitive Studies of Classical Antiquity*. New York: Routledge.

Tinker, M. A. (1963) *Legibility of Print*. Ames: Iowa State University Press.

Tondreau, B. (2009) *Layout Essentials: 100 Design Principles for Using Grids*. Massachusetts: Rockport Publishers Inc.

Walker, R. C., Schloss, P., Gordon, A. S., Vogel, C. A., Fletcher, R. and Walker, S. D. (2007) 'Visual-syntactic-text-formatting: theoretical basis and empirical evidence for impact on human reading', in *Proceedings of the Institute for Electronic Engineers (IEEE) International Professional Communication Conference (IPCC) of the Professional Communications Society (PCS)*, 'Engineering the Future of Human Communication', Seattle, 1-3 October.

Wilkins, A. (2003) *Reading Through Colour: How Coloured Filters Can Reduce Reading Difficulty, Eyes Strain and Headaches*. London: Wiley.

● 3章

Baddeley, A. D. (1986) *Working Memory*. Oxford: Oxford University Press.

Davis, T. C., Michielutte, R., Askov, E. N., Williams, M. V. and Weiss, B. D. (1998) 'Practical assessment of adult literacy in health care', *Health Education and Behavior*, 25, 613-24.

Dee-Lucas, D. and Larkin, J. H. (1995) 'Learning from electronic texts: effects of interactive overviews for information access', *Cognition and Instruction*, 13: 431-68.

Doak, L. G., Doak, C. C. and Meade, C. D. (1996) 'Strategies to improve cancer education materials', *Oncology Nursing Forum*, 23: 1305-12.

Glenberg, A. M., Wilkinson, A. C. and Epstein, W. (1982) 'The illusion of knowing: failure in the self-assessment of comprehension', *Memory and Cognition*, 10: 597-602.

Hicks, K. E., Bell, J. L. and Wogalter, M. S. (2003) 'On the prediction of pictorial comprehension', paper presented at the Human Factors and Ergonomics Society, 47th Annual Meeting, Denver, Colorado.

Kools, M., Ruiter, R. A. C., van de Wiel, M. W.J. and Kok, G. (2004) 'Increasing readers' comprehension of health education brochures: a qualitative study into how professional writers make texts coherent', *Health Education and Behavior*, 31, 720-40.

Kools, M., Van de Wiel, M. W. J., Ruiter, R. A. C., Crüts, A. and Kok, G. (2006a) 'The effect of graphic organizers on subjective and objective comprehension of a health education text', *Health Education & Behavior*, 33, 760-72.

Kools, M., Van de Wiel, M. W. J., Ruiter, R. A. C. and Kok, G. (2006b) 'Pictures and text in instructions for medical devices: effects on recall and actual performance', *Patient Education & Counseling*, 64, 104-11.

Kools, M., Wright, P., Ruiter, R. A. C., Van de Wiel, M. W. J. and Kok, G. (2007) 'The understandability of pictorials in a health education brochure', internal report, Maastricht University.

Lorch, R. F., Lorch, E. P. and Matthews, P. D. (1985) 'On-line processing of the topic structure of a text', *Journal of Memory and Language*, 24: 350-62.

Lorch, R. F., Lorch, E. P. and Inman, W. E. (1993) 'Effects of signalling topic structure on text recall', *Journal of Educational Psychology*, 85: 281-90.

McGuire, W. J. (1972) 'Attitude change: the information processing paradigm', in C. G. Clintock (ed.), *Experimental Social Psychology*. New York: Holt, Rinehart & Winston.

McNamara, D. S., Kintsch, E., Songer, N. B. and Kintsch, W. (1996) 'Are good texts always better? Interactions of text coherence, background knowledge, and levels of understanding in learning from text', *Cognition and Instruction*, 14: 1-43.

Moreno, R. and Mayer, R. E. (1999) 'Cognitive principles of multimedia learning: the role of modality and contiguity', *Journal of Educational Psychology*, 91: 358-68.

Norman, D. (1988) 'The psychopathology of everyday things', in D. Norman (ed.) The Psychology of *Everyday Things*. New York: Basic Books, pp. 1-33.

Sojourner, R. J. and Wogalter, M. S. (1998) 'The influence of pictorials on the comprehension and recall of pharmaceutical safety and warning information', *International Journal of Cognitive Ergonomics*, 2: 93-106.

Wallace, D. S., West, S. W. C., Ware, A. and Dansereau, D. F. (1998) 'The effect of knowledge maps that incorporate gestalt principles on learning', *The Journal of Experimental Education*, 67: 5-16.

Wogalter, M. S. (1999) 'Factors influencing the effectiveness of warnings', in H. J. G. Zwaga, T. Boersema and H. C. M. Hoonhout (eds), *Visual Information for Everyday Use: Design and Research Perspectives*. London: Taylor & Francis Ltd, pp. 93-110.

● 4章

Gal, I. and Prigat, A. (2004) 'Why organizations continue to create patient information leaflets with readability and usability problems: an explorative study', *Health Education Research Advance Access*, Dec. 21.

Hartley, J. (2004) 'Designing instructional and informational text', in D. H. Jonassen (ed.), *Handbook of Research on Educational Communication and Technology*. Mahwah, NJ: Erlbaum, pp. 917-47.

Hyona, J. and Lorch, R. F. (2004) 'Effects of topic headings on text processing: evidence from adult readers' eye fixation patterns', *Learning and Instruction*, 14: 131-52.

Kools, M., Ruiter, R. A. C., Van de Wiel, M. W.J., and Kok, G. (2007) 'Testing the usability of access structures in a health education brochure', *British Journal of Health Psychology*, 12: 525-41.

Leavitt, O. and Schneiderman, B. (2006) *Research-Based Web Design and Usability Guidelines*. Washington, DC: U.S. Government Printing Office..

Lin, H. X., Choong, Y. Y. and Salvendy, G. (1997) 'A proposed index of usability: a method for comparing the relative usability of different software systems', *Behavior and Information Technology*, 16: 267-78.

Virzi, R. A. (1992) 'Refining the test phase of usability evaluation: how many subjects is enough?' *Human Factors*, 34: 457-68.

Winn, W. (1994) 'Contributions of perceptual and cognitive processes to the comprehension of graphics', in W. Schnotz and R. W. Kulhavy (eds), *Comprehension of Graphics*. Amsterdam: North-Holland, pp.3-27.

Wright, P. (1999) 'Designing healthcare advice for the public', in F. T. Durso, R. S. Nickerson, R. W. Schvaneveldt, S. T. Dumais, D. S. Lindsay and M. T. H. Chi (eds), *Handbook of Applied Cognition*. New York: John Wiley & Sons Ltd, pp. 396-460.

Yussen, S. R., Stright, A. D. and Payne, B. (1993) 'Where is it? Searching for information in a college textbook', *Contemporary Educational Psychology*, 18: 240-57.

● 5章

Black, A. and Rayner, M. (1992) *Just Read the Label: Understanding Nutrition Information in Numeric, Verbal and Graphic Formats*. London: The Stationery Office.

Dumas, J. S. and Redish, J. C. (1999) *A Practical Guide to Usability Testing* (2nd edn). London: Intellect Books.

Edwards, A., Elwyn, G. and Mulley, A. (2007) 'Explaining risks: turning numerical data into meaningful pictures', *British Medical Journal*, 324: 827-30.

Gigerenzer, G. and Hoffrage, U. (1995) 'How to improve Bayesian reasoning without instruction: frequency formats', *Psychological Review*, 102: 684-704.

Girardi, S., Gaudy, C., Gouvernet, J., Teston, J., Richard, M. A. and Grob, J-J. (2006) 'Superiority of a cognitive education with photographs over ABCD criteria in the education of the general population to the early detection of melanoma: a randomized study', *International Journal of Cancer*, 118: 2276-80.

Griffin, J. and Wright, P. (2008) 'Older readers can be distracted by embellishing graphics in text', *European Journal of Cognitive Psychology*, 21: 740-57.

Hartley, J. (1994) *Designing Instructional Text* (3rd edn). London: Kogan Page.

Houts, P. S., Doak, C. C., Doak, L. G. and Loscalzo, M. J. (2006) 'The role of pictures in improving health communication: a review of research on attention, comprehension, recall and adherence', *Patient Education and Counseling*, 61:173-90.

Knapp, P., Raynor, D. K. and Berry, D. C. (2004) 'Comparison of two methods of presenting risk information to patients about side effects of medicines', *Quality and Safety in Health Care*, 13: 176-80.

Kosslyn, S. M. (2006) *Graph Design for Eye and Mind*. Oxford: Oxford University Press.

Kripalani, S., Robertson, R., Love-Ghaffari, M. H., Henderson, L. E., Praska, J., Strawder, A., Katz, M. and Jacobson, T. A. (2007) 'Development of an illustrated medication schedule as a low-literacy patient education tool', *Patient Education and Counseling*, 66: 368-77.

Osborne, H. (2006) 'Health literacy: how visuals can help tell the healthcare story', *Journal of Visual Communication in Medicine*, 29: 28-32.

Rajal, A. (2006) 'Poor practice', *British Dental Journal*, 200: 598-9.

Raynor, D. K., Blenkinsopp, A., Knapp, P., Grime, J., Nicolson, D. J., Pollock, K., Dorer, G., Gilbody, S., Dickinson, D., Maule, A. J. and Spoor, P. (2007) 'A systematic review of quantitative and qualitative research on the role and effectiveness of written information available to patients about individual medicines', *Health Technology Assessment*, 11(5): 1-160.

Schriver, K. A. (1997) *Dynamics in Document Design*. New York: John Wiley & Sons Inc.

Springston, J. K. and Champion, V. L. (2004) 'Public relations and cultural aesthetics: designing health brochures', *Public Relations Review*, 30: 483-91.

van Wijk, C. and Arts, A. (2008) 'Does the taxman need a face?' *Information Design Journal*, 16: 85-100.

Wicke, D. M, Lorge, R. E., Coppin, R. J. and Jones, K. P. (1994) 'The effectiveness of waiting room notice boards as a vehicle for health education', *Family Practice*, 11: 292-5.

Wright, P., Hull, A. J. and Black, D. (1990) 'Integrating diagrams and text', *The Technical Writing Teacher*, XVII: 244-54.

Wright, P., Hull, A. J. and Lickorish, A. (1993) 'Navigating in a hospital outpatient's department: the relative merits of maps and wall signs, *Journal of Architectural and Planning Research*, 10: 76-90.

Wright, P., Lickorish, A., Hull, A. J. and Umellen, N. (1995) 'Graphics in written directions: appreciated by readers not by writers', Applied Cognitive Psychology, 9: 41-59.

● 6章

Abraham, C., Krahé, B., Dominic, R. and Fritsche, I. (2002) 'Do health promotion messages target cognitive and behavioural correlates of condom use? A content analysis of safer-sex promotion leaflets in two countries', *British Journal of Health Psychology,* 7: 227-46.

Abraham, C., Southby, L., Quandte, S., Krahé, B. and van der Sluijs, W. (2007) 'What's in a leaflet? Identifying research-based persuasive messages in European alcohol-education leaflets', *Psychology and Health*, 22: 31-60.

Ajzen, I. (2001) 'Nature and operation of attitudes', *Annual Review of Psychology*, 52:27-58.

Albarracín, D., Johnson, B. T., Fishbein, M. and Muellerleile, P. A. (2001) 'Theories of reasoned action and planned behavior as models of condom use: a meta-analysis', *Psychological Bulletin*, 127: 142-61.

Bandura, A. (1997) *Self-efficacy: The Exercise of Control*. New York: Freeman.

Bryan, A. D., Aiken, L. S. and West, S. G. (1996) 'Increasing condom use: evaluation of a theory-based intervention to prevent sexually transmitted diseases in young women', *Health Psychology,* 15(5): 371-82.

Bundeszentrale für gesundheitliche Aufklärung (ed.) (2004) *Aids im öffentlichen Bewusstsein der Bundesrepublik Deutschland 2004*. Köln: BZgA. Retrieved online April 92006: http://www.bzga.de/?uid=c6873bef9ee6938ce07e39655 9c1771e&id=Seite1417.

Cohen, J. (1992) 'A power primer', *Psychological Bulletin*, 112: 155-9.

Coulter, A., Entwistle, V. and Gilbert, D. (1999) 'Sharing decisions with patients: is the information good enough?' *British Medical Journal*, 318: 318-22.

Fishbein, M. and Ajzen, I. (1975) *Belief, Attitude, Intention and Behavior: An Introduction to Theory and Research*. Reading, MA: Addison-Wesley.

Fishbein. M., Triandis, H. C., Kanfer, F. H., Becker M., Middlestadt, S. E. and Eichler, A. (2001) 'Factors influencing behavior and behavior change', in A. Baum, T.A. Revenson and J. E. Singer (eds), *Handbook of Health Psychology*. Mahwah, NJ: Lawrence Erlbaum Associates, pp. 3-17.

Fisher, J. D. and Fisher, W. A. (1992) 'Changing AIDS-risk behavior', *Psychological Bulletin*, 111: 455-74.

Halpern, D., Bates, C., Beales, G. and Heathfield, A. (on behalf of the Prime Minister's Strategy Unit) (2004) *Personal Responsibility and Changing Behaviour: The State of Knowledge and its Implications for Public Policy*. (www. pm.gov.uk/files/pdf/pr.pdf) London: HMSO.

Jemmott, L. S. and Jemmott, J. B. (2000) 'HIV risk reduction behavioral interventions with heterosexual adolescents', *AIDS*, 14 Suppl. 2, S40-52.

Krahé, B., Abraham, C. and Scheinberger-Olwig, R. (2005) 'Can safer-sex promotion leaflets change cognitive antecedents of condom use? An experimental evaluation', *British Journal of Health Psychology*, 10: 203-20.

Petty, R. E. and Cacioppo, J. T. (1986) 'The elaboration likelihood model of persuasion', in L. Berkowitz (ed.), *Advances in Experimental Social Psychology*. New York: Academic Press, pp. 123-205.

Petty, R. E., Gleicher, F., Blair, W. and Jarvis, G. (1993) 'Persuasion theory and AIDS prevention', in J. B. Pryor and G. D. Reeder (eds), *The Social Psychology of HIV Infection*. Hillsdale, NJ: Lawrence Erlbaum Associates, pp. 155-82.

Schaalma, H. and Kok, G. (2006) 'A school HIV-prevention program in the Netherlands', in L.K. Bartholomew, G. S. Parcel, G. Kok and N. H. Gottlieb (2006) *Planning Health Promotion Programs: An Intervention Mapping Approach*. San Francisco, CA: Jossey-Bass, pp. 511-44.

Schinke, S. P. and Gordon, A. N. (1992) 'Innovative approaches to interpersonal skills training for minority adolescents', in R. J. DiClemente (ed.) *Adolescents and AIDS: A Generation in Jeopardy*. Newbury Park, CA: Sage.

Sheeran, P., Abraham C. and Orbell, S. (1999) 'Psychosocial correlates of heterosexual condom use: a meta-analysis', *Psychological Bulletin*, 125: 90-132.

● 7章

Abraham. C., Conner, M., Jones, F. and O'Conner, D. (2008) *Health Psychology*. London: Hodder Education.

Abraham, C., Kok, G., Schaalma, H. and Luszczynska, A. (2011) 'Health promotion', in P. R. Martin, F. Cheung, M. Kyrios, L. Littlefield, L. Knowles, M. Overmier and J. M. Prieto (eds), *The International Association of Applied Psychology Handbook of Applied Psychology*. Oxford: Wiley-Blackwell.

Abraham, C. and Michie, S. (2008) 'A taxonomy of behavior change techniques used in interventions', *Health Psychology*, 27: 379-87.

Ajzen, I. (1991) 'The theory of planned behavior', *Organizational Behavior and Human Decision Processes*, 50: 179-211.

Bandura, A. (1997) *Self-efficacy: The Exercise of Control*. New York: Freeman.

Bartholomew, L. K., Parcel, G. S., Kok, G., Gottlieb, N. H. and Fernández, M. E. (2011) *Planning Health Promotion Programs: An Intervention Mapping Approach*. San Francisco, CA: Jossey-Bass.

Fishbein. M., Triandis, H. C., Kanfer, F. H., Becker, M., Middlestadt, S. E. and Eichler, A. (2001) 'Factors influencing behavior and behavior change', in A. Baum, T. A. Revenson and J. E. Singer (eds), *Handbook of Health Psychology*. Mahwah, NJ: Lawrence Erlbaum Associates, pp.

3-17.

Fisher, J. D. and Fisher, W. A. (1992) 'Changing AIDS-risk behavior', *Psychological Bulletin*, 111: 455-74.

Gollwitzer, P. M. and Sheeran, P. (2006) 'Implementation intentions and goal achievement: a meta-analysis of effects and processes', *Advances in Experimental Social Psychology*, 38: 249-68.

Ioannidis, J. P. A. (2005) 'Why most published research findings are false', *PLoS Medicine*, 2(8): e124.

Kok, H., Schaalma, H., Ruiter, R. A. C. and van Empelen, P. (2004) 'Intervention mapping: a protocol for applying health psychology theory to prevention programmes', *Journal of Health Psychology*, 9: 85-98.

Luszczynska, A., Sobczyk, A. and Abraham, C. (2007) 'Planning to lose weight: RCT of an implementation intention prompt to enhance weight reduction among overweight and obese women', *Health Psychology*, 26: 507-12.

Mullen, P. D., Green, L. W. and Persinger, G. (1985) 'Clinical trials of patient education for chronic conditions: a comprehensive meta analysis', *Preventive Medicine*, 14: 75-81.

Peters, L. H. W., Kok, G., Ten Dam, G. T. M., Buijs, G. J. and Paulussen, T. G. W. M. (2009) 'Effective elements of school health promotion across behavioral domains: a systematic review of reviews', *BMC Public Health*, 9: 182, doi:10.1186/1471-2458-9-182.

● 8章

Abraham, C., Sheeran, P., Norman, P., Conner, M., De Vries, N. and Otten, W. (1999) 'When good intentions are not enough: modeling postdecisional cognitive correlates of condom use', *Journal of Applied Social Psychology*, 12, 2591-612.

Albarracín, D., Gillette, J. C., Earl, A .N., Glasman, L. R., Durantini, M. R. and Ho, M. H. (2005) 'A test of major assumptions about behavior change: a comprehensive look at the effects of passive and active HIV-prevention interventions since the beginning of the epidemic', *Psychological Bulletin*, 131: 856-97.

Brown, S. and Locker, E. (2009) 'Defensive responses to an emotive anti-alcohol message', *Psychology & Health*, 24: 517-28.

Brug, J., Glanz, K., Van Assema, P., Kok, G. and Van Breukelen, G. J. P. (1998) 'The impact of computer-tailored feedback and iterative feedback on fat, fruit, and vegetable intake', *Health Education and Behavior*, 25: 517-31.

Byrne, D. (2003) 'Commission decision of 5 September 2003 on the use of col- our photographs or other illustrations as health warnings on tobacco packages', *Official Journal of the European Communities*, 226: 24-6. Retrieved from EUR-Lex website: http://eur-lex.europa.eu/LexUriServ/LexUriServ.do?uri=OJ:L:2003:226:0024:0026:EN:PDF

De Hoog, N., Stroebe, W. and De Wit, J. B. F. (2007) 'The impact of vulnerability to and severity of a health risk on processing and acceptance of fear-arousing communications: a meta-analysis', *Review of General Psychology*, 11: 258-85.

Festinger, L. (1957) *A Theory of Cognitive Dissonance*. Stanford, CA: Stanford University Press.

Fishbein, M. and Ajzen, I. (2009) *Predicting and Changing Behavior: The Reasoned Action Approach*. New York: Psychology Press.

Floyd, D. L., Prentice-Dunn, S. and Rogers, R. W. (2000) 'A meta-analysis of research on protection motivation theory', *Journal of Applied Social Psychology*, 30: 407-29.

Fontaine, N. and Engqvist, L. (2001) Directive 2001/37/EC of the European Parliament and of the Council of 5 June 2001 on the approximation of the laws, regulations and administrative provisions of the Member States concerning the manufacture, presentation and sale of tobacco products. *Official Journal of the European Communities* (L 194/26; 18 July).

Gollwitzer, P. M. and Schaal, B. (1998) 'Metacognition in action: the importance of implementation intentions', Personality and Social Psychology Review, 2: 124-36. Gollwitzer, P. M. and Sheeran, P. (2006) 'Implementation intentions and goal achievement: a meta-analysis of effects and processes', *Advances in Experimental Social Psychology*, 38, 69-119.

Good, A. and Abraham, C. (in press) 'Can the effectiveness of health promotion campaigns be improved using self-efficacy and self-affirmation interventions? An analysis of sun protection messages', *Psychology & Health*.

Hajek, P., Stead, L.F., West, R., Jarvis, M. and Lancaster, T. (2009) 'Relapse prevention interventions for smoking cessation', *Cochrane Database of Systematic Reviews* 2009, Issue 1. Art. No.: CD003999. DOI: 10.1002/14651858. CD003999.pub3.

Hammond, D., Fong, G. T., McDonald, P. W., Brown, K. S. and Cameron, R. (2004) 'Graphic Canadian cigarette warnings labels and adverse outcomes: evidence from Canadian smokers', *American Journal of Public Health*, 94: 1442-5.

Harris, P. R., Mayle, K., Mabbott, L. and Napper, L. (2007) 'Self-affirmation reduces smokers' defensiveness to graphic on-pack cigarette warning labels', Health Psychology, 26: 437-46.

Harris, P. R. and Napper, L. (2005) 'Self-affirmation and the biased processing of threatening health-risk information', *Personality and Social Psychology Bulletin*, 51: 1250-63.

Keller, P. A. (1999) 'Converting the unconverted: the effect of inclination and opportunity to discount health-related fear appeals', *Journal of Applied Psychology*, 84: 403-15.

Kessels, L. T., Ruiter, R. A. C. and Jansma, B. M. (2010) 'Increased attention but more efficient disengagement: neuroscientific evidence for defensive processing of threatening health information', *Health Psychology*, 29: 346-54.

Leventhal, H., Singer, R. and Jones, S. (1965) 'Effects of fear and specificity of recommendation upon attitudes and behavior', *Journal of Personality and Social Psychology*, 2: 20-9.

Liberman, A. and Chaiken, S. (1992) 'Defensive processing of personally relevant health messages', *Personality and Social Psychology Bulletin*, 18: 669-79.

Marteau, T. M. and Hall, S. (2001) 'EU's anti-smoking stance needs to be more than frightening' (letter to the editor), *British Medical Journal*, 323: 635.

Milne, S., Sheeran, P. and Orbell, S. (2000) 'Prediction and intervention in health- related behavior: a meta-analytic review of protection motivation theory', *Journal of Applied Social Psychology*, 30: 106-43.

National Cancer Institute (2000) 'Population based smoking cessation: proceedings of a conference on what works to influence cessation in the general population. *Smoking and Tobacco Control Monograph no. 12*, Bethesda, MD: Department of Health and Human Services, National Institutes of Health, National Cancer Institute, NIH publication no. 00-4892.

Rogers, R.W. (1983) 'Cognitive and physiological processes in fear appeals and attitude change: a revised theory of protection motivation', in J. T. Cacioppo and R. E. Petty (eds), *Social Psychophysiology: A Sourcebook*. New York: Guilford Press, pp. 153-76.

Rogers, R.W. and Deckner, C.W. (1975) 'Effects of fear appeals and physiological arousal upon emotion, attitudes, and cigarette smoking', *Journal of Personality and Social Psychology*, 32: 222-30.

Rossi, P. H. and Freeman, H. E. (2004) *Evaluation: A Systematic Approach* (7th edn). Thousand Oaks, CA: Sage Publications.

Ruiter, R. A. C., Abraham, C. and Kok, G. (2001) 'Scary warnings and rational precautions: a review of the psychology of fear appeals', *Psychology and Health*, 16: 613-30.

Ruiter, R. A. C. and Kok, G. (2005) 'Saying is not (always) doing: cigarette warning labels are useless' (letter to the editor), *European Journal of Public Health*, 15: 329.

Ruiter, R. A. C. and Kok, G. (2006) 'Response to Hammond et al. Showing leads to doing, but doing what? The need for experimental pilot-testing' (letter to the editor), *European Journal of Public Health*, 16: 225.

Sheeran, P. (2006) 'Does changing cognitions cause health behaviour change?' Keynote paper at the 20th Annual Conference of the European Health Psychology Society, September, Warsaw, Poland.

Sherman, D. K. and Cohen, G. L. (2002) 'Accepting threatening information: self-affirmation and the reduction of defensive biases', *Current Directions in Psychological Science*, 11: 119-23.

Strahan, E., White, K., Fong, G. T., Fabrigar, L. R., Zanna, M. P. and Cameron, R. (2002) 'Enhancing the effectiveness of tobacco package warning labels: a social psychological perspective', *Tobacco Control,* 11: 183-90.

Webb, T. L. and Sheeran, P. (2006) 'Does changing behavioral intentions engender behavior change? A meta-analysis of the experimental evidence', *Psychological Bulletin*, 132: 249-68.

West, R. (2006) 'Background smoking cessation rates in England'. Available at: www.smokinginengland.info/Ref/paper2.pdf

Witte, K. and Allen, M. (2000) 'A meta-analysis of fear appeals: implications for effective public health campaigns', *Health Education & Behavior*, 27: 591-615.

Witte, K., Meyer, G. and Martell, D. (2001) *Effective Health Risk Messages: A Step-By-Step Guide*. Thousand Oaks, CA: Sage Publications.

World Health Organization (2009) *WHO Report on the Global Tobacco Epidemic, 2009: Implementing Smoke-Free Environments*. Geneva: World Health Organization. Retrieved from WHO website: http://whqlibdoc.who.int/publications/2009/9789241563918_eng_full.pdf

Zhou, X., Nonnemaker, J., Sherrill, B., Gilsenan, A. W., Coste, F. and West, R. (2009) 'Attempts to quit smoking and relapse: factors associated with success or failure from the ATTEMPT cohort study', *Addictive Behaviors*, 34: 365-73.

● 9章

Abhyankar, P., O'Connor, D. B. and Lawton, R. (2008) 'The role of message framing in promoting MMR vaccination: evidence of a loss frame advantage', *Psychology, Health & Medicine*, 13: 1-16.

Apanovitch, A. M., McCarthy, D. and Salovey, P. (2003) 'Using message framing to motivate HIV testing among low-income, ethnic minority women', *Health Psychology*, 22: 60-7.

Bandura, A. (1986) *Social Foundations of Thought and Action*. Englewood Cliffs, NJ: Prentice-Hall.

Cesario, J., Grant, H. and Higgins, E. T. (2004) 'Regulatory fit and persuasion: transfer from "Feeling Right"', *Journal of Pers Soc Psychol*, 86: 388-404.

Cox, A. D., Cox, D. and Zimet, G. (2006) 'Understanding consumer responses to product risk information', *Journal of Marketing*, 70, 79-91.

Cox, D. and Cox, A.D. (2001) 'Communicating the consequences of early detection: the role of evidence and framing', *Journal of Marketing*, 65: 91-103.

Detweiler, J. B., Bedell, B. T., Salovey, P., Pronin, E. and Rothman, A. J. (1999) 'Message framing and sunscreen use: gain-framed messages motivate beach-goers', *Health Psychology*, 18: 189-196.

Lee, A. Y. and Aaker, J. L. (2004) 'Bringing the frame into focus: the influence of regulatory fit on processing fluency and persuasion', *Journal of Personality and Social Psychology*, 86: 205-18.

O'Keefe, D. J. and Jensen, J. D. (2007) 'The relative effectiveness of gain-framed loss framed messages for encouraging disease prevention behaviors: a meta-analytic review', *Journal of Health Communication*, 12: 623-44.

O'Keefe, D. J. and Jensen, J. D. (2009) 'The relative persuasiveness of gain-framed and loss-framed messages for encouraging disease detection behaviors: a meta-analytic review', *Journal of Communication*, 59, 296-316.

Rothman, A. J. and Salovey, P. (1997) 'Shaping perceptions to motivate healthy behaviour: the role of message framing', *Psychological Bulletin*, 121: 3-19.

Shen, L. and Dillard, J. P. (2007) 'The influence of behavioral inhibition/approach systems and message framing on the processing of persuasive health messages', *Communication Research*, 34, 433-67.

Tversky, A. and Kahneman, D. (1981) 'The framing of decisions and the psychology of choice', *Science*, 211: 453-8.

van 't Riet, J., Ruiter, R. A. C., Werrij, M. Q. and De Vries, H. (2008) 'The influence of self-efficacy on the effects of framed health messages', *European Journal of Social Psychology*, 38: 800-9.

van 't Riet, J., Ruiter, R. A. C., Smerecnik, C. and De Vries, H. (2010a) 'Examining the influence of self-efficacy on message-framing effects: reducing salt consumption in the general population', *Basic and Applied Social Psychology*, 32: 165-72.

van 't Riet, J., Ruiter, R. A. C., Werrij, M. and De Vries, H. (2010b) 'Self-efficacy moderates message-framing effects: the case of skin-cancer detection', *Psychology and Health*, 25: 339-49.

Werrij, M. Q., Ruiter, R. A. C., Van 't Riet, J. and De Vries, H. (2011) 'Self-efficacy as a potential moderator of the effects of framed health messages', *Journal of Health Psychology*, 16: 199-207.

● 10 章

Ajzen, I. (1991) 'The theory of planned behavior', *Organizational Behavior and Human Decision Processes*, 50: 179-211.

Brug, J. (1999) 'Dutch research into the development and impact of computer-tailored nutrition education', *European Journal of Clinical Nutrition*, 53: S78-82.

Brug, J., Campbell, M. and Van Assema, P. (1999) 'The application and impact of computer-generated personalized nutrition education: a review of the literature', *Patient Education and Counseling*, 36: 145-56.

Brug, J., Oenema, A., and Ferreira, I. (2005) 'Theory, evidence and Intervention Mapping to improve behavior nutrition and physical activity interventions', *International Journal of Behavioral Nutrition and Physical Activity*, 2: 2.

Brug, J., Steenhuis, I. H. M., Van Assema, P., and De Vries, H. (1996) 'The impact of a computer-tailored nutrition intervention', *Preventive Medicine*, 25: 236-42.

Brug, J. and Van Assema, P. (2000) 'Differences in use and impact of computer-tailored fat-feedback according to stage of change and education', *Appetite*, 34: 285-93.

Campbell, M. K., Honess, L., Farrell, D., Carbone, E. and Brasure, M. (1999) 'Effects of a tailored multimedia nutrition education program for low income women receiving food assistance', *Health Education Research*, 14: 246-56.

De Bourdeaudhuij, I. D., and Brug, J. (2000) 'Tailoring dietary feedback to reduce fat intake: an intervention at the family level', *Health Education Research*, 15: 449-62.

De Vries, H. and Brug, J. (1999) 'Computer-tailored interventions to promote health promoting behaviours: an introduction to a new approach', *Patient Education and Counselling*, 36: 99-105.

Dijkstra, A. and De Vries, H. (1999) 'The development of computer-generated tailored interventions', *Patient Education and Counselling*, 36: 193-203.

Ezendam, N. P., Oenema, A., van de Looij-Jansen P. M. and Brug, J. (2007) 'Design and evaluation protocol of "FATaintPHAT", a computer-tailored intervention to prevent excessive weight gain in adolescents', *BMC Public Health*, 7: 324.

Kreuter, M. W., Bull, F. C., Clark, E. M. and Oswald, D. L. (1999) 'Understanding how people process health information: a comparison of tailored and untailored weight loss materials', *Health Psychology*, 18: 1-8.

Kreuter, M., Farrell, D., Olevitch. L. and Brennan L. (2000a) *Tailoring Health Messages: Customizing Communication with Computer Technology*. Mahwah, NJ: Lawrence Elbaum.

Kreuter, M. W., Oswald, D. L., Bull, F. C., and Clark, E. M. (2000b) 'Are tailored health education materials always more effective than non-tailored materials?' *Health Education Research*, 15: 101-11.

Kroeze, W., Werkman, A. and Brug, J. (2006) 'A systematic review of randomized trials on the effectiveness of computer-tailored education on physical activity and dietary behaviors', *Annals of Behavioral Medicine*, 31: 205-23.

Noar, S. M., Benac, C. M. and Harris, M. S. (2007) 'Does tailoring matter? Meta-analytic review of tailored print health behavior change interventions', *Psychological Bulletin*, 133: 673-93.

Oenema, A., Tan, F. and Brug, J. (2005) 'Short-term efficacy of a web-based computer-tailored nutrition intervention: main effects and mediators', *Annals of Behavioral Medicine*, 29: 54-63.

Petty, R. E. and Cacioppo, J. T. (1986) 'The elaboration likelihood model of persuasion', in L. Berkowitz (ed.), *Advances in Experimental Social Psychology*, vol. 19, New York: Academic Press, pp. 123-205.

Ruiter, R. A., Kessels, L. T., Jansma, B. and Brug J. (2006) 'Increased attention for computer-tailored health communications: an event-related potential study', *Health Psychology*, 25: 300-6.

Sciamanna, C. N., Marchs, B. H., Goldstein, M. G., Lawrence, K., Swartz, S., Block, B., Graham, A. L. and Ahern, D. K. (2004) 'Feasibility of incorporating computer tailored health behaviour communications in primary care settings', *Informatics in Primary Care*, 12: 40-8.

Weinstein, N. D. (1988) 'The precaution adoption process', *Health Psychology*, 7: 355-86.

人名索引

● A
Abraham, C. 1, 87, 103, 165, 169, 170
Ajzen, I. 90, 94, 155
American Cancer Society（米国がん協会） 137

● B
Bartholomew, L. K. 105
Burg, J. 147, 173

● C
Cacioppo, J. T. 161

● D
De Vries, H. 137, 172

● F
Festinger, L. 128
Fishbein, M. 90, 94, 95, 114
Fisher, J. D. 92
Fisher, W. A 92

● H
Hartley, J. 9, 165

● K
Kahneman, D 139, 140, 172

Kok, G 121, 171
Kok, H. 105
Kools, M. 1, 25, 45, 165-167

● O
Oenema, A. 147, 173
Oswald, W. 10

● P
Petty, R. E. 161

● R
Rogers, R. W. 130
Ruiter, R. A. C. 121, 137, 171, 172

● T
Tversky, A. 139, 140, 172

● V
van 't Riet, J. 137, 172

● W
Weinstein, N. D. 155
Werrij, M. Q. 137, 172
Witte, K. 130
Wright, P. 67, 168

事項索引

●あ
ISO　10
IMBモデル
　→情報−動機づけ−行動スキル・モデルへ
アイコン　4, 39, 76, 167
相性　141
アイデンティティ　106, 109
アジアの疾病問題　139
アフォーダンス　35

●い
意識　104, 106
イタリック体　21, 166
一般的ヘルスプロモーション　150
意図　88, 91, 94, 95
意図と行動のギャップ　133
イラスト　4, 34, 167, 169
色　22, 166
色付け　78
印刷のための基準グリッド（typographical reference grid）　17

●え
絵　77
エキスパート・システム　147, 149

●お
欧州議会および欧州連合理事会　122
オーディエンス　1
オープン・リコール・クエスチョン　63
大文字　20, 166
恩恵　106, 138
恩恵とコスト　108
オンライン会議　158

●か
カード・ソーティング課題　63
介入計画　106
介入マッピング　104, 105, 117, 148, 149
拡張パラレルプロセス・モデル　130
下線　166
活字のポイント　18

カラー写真　67
間隔　12
環境的なプロンプト　113
感受性　91, 131, 132
感情的態度　106, 108

●き
規範　150, 156
規範的受容　92
規範的（な）信念　98, 106, 109, 149
気分　116
キャプション　34, 81
脅威　132, 171
教育水準　160
行間　13, 165, 166
恐怖心　121, 143, 171
恐怖心喚起型コミュニケーション　123
近接の法則　56

●く
空間的接近効果　34
グラフィック　4, 31, 67, 168
グラフィック・オーガナイザー（視覚的情報整理）　31, 72, 167
グラフィック・スタイル　67, 76
グラフィックに関する6つのガイドライン　68
グラフィックの配列　80
クローズ・インデックス　63

●け
計画づくり　104
計画的行動理論　90, 94, 114, 155
計画の評価　117
ゲイン・フレームド・メッセージ　137, 140, 172
ゲシュタルト　56
決定因　115
決定因分析　149
検索の手がかり　49
検出行動　140

●こ

効果量　117
交渉スキル　113
行動規範意識　145
行動計画プロンプト　133
行動契約書　112
行動（的）スキル　92, 94
行動統制感　155
行動の採択または停止　108
行動のモデル化　110
行動パターン　149, 150
行動への気づき　155
行動変容　103, 127, 149, 170
行動変容技法　103, 137, 170
行動変容技法リスト　116
行動変容の意図　149, 150
効率性　64, 168
効率的　46
合理的行為理論　90, 94
コーエンの基準　90
コーピング行動　130
国際的フォーマット　10
国際標準化機構　10
コスト　106
根拠の質　125
コンストレイント　35
コンピュータ・ソフトウェア　152
コンピュータ・テイラー化　148
コンピュータ・テイラー化介入　147, 153, 161
コンピュータ・テイラリング　101, 147, 148, 152, 158, 173

●さ

再帰属　110
サイズ　10
再設定　112
サンセリフ体　20
サンプルサイズ　61, 118

●し

刺激と反応の適合性　51
自己イメージ　95, 170
自己肯定　111
自己肯定化（self-affirming）　129
自己主張　113
自己制御スキル　97, 98
自己評価　109
自己防衛的　143
自己報酬　113
事前テスト　88, 158

脂肪を知ろう（Let op Vet）　150
ジャーゴン（高度な専門用語）　69
社会・人口統計学的特性　152
社会的プレッシャー　112
写真　4, 77, 78, 169
重篤性　131
重篤度　91
柔軟性　53
周辺ルート　161
主観的規範　91, 92
主観的規範の信念　155
主観的バリア　149
主観的リスク　141, 172
情報　92
情報検索　72
情報処理論　26
情報提供　98
情報−動機づけ−行動スキル・モデル（IMB モデル）　92, 95, 101, 107, 114, 169
情報の認知処理　160
女性の健康管理と賢い食事（Health Works for Women & Food Smart）　160
書体　18, 165
診断インスツルメント　153, 173
心的置換（mentally replace）　29

●す

推測　27
推測の削減（inference reduction）　28
垂直方向　13
水平方向　15
数値データ　81
図画　169
スキル　92, 95, 104, 106, 170
スクリーニング・インスツルメント　153, 154, 156, 159, 173

●せ

精緻化見込みモデル　161
世界保健機関　123
セグメンテーション　152
積極的な情報処理（active processing）　27
接近−回避志向（行動抑制／行動賦活）　145
セリフ体　20
セルフエフィカシー　88, 91, 95, 96, 98, 103, 104, 106, 116, 121, 130-132, 135, 141, 143-146, 149, 150, 170, 172
セルフ・トーク　111
セルフ・モニタリング　111, 132
線画　67, 167, 169

先行　56
先行情報整理　31
先行要因　89, 115
漸進的筋弛緩法　112
選択ポイント（point-of-choice）　153

●そ
増進焦点型　145
ソーシャル・サポート　113
ソーシャル・スキル　96, 106, 112

●た
ターゲット化　150, 152
ターゲット行動　137
対称性　56
態度　91, 100, 149, 150, 155
対面式カウンセリング　147
タバコ規制に関する枠組条約　123
タバコのパッケージ　121
段　12
段階的ステップ　134
段落番号　21

●ち
知覚的体制化　56
知識　91
知の幻想　41
チャット　158
チャンク　75
注意　160
注意の課程　47
中心ルート　161
長期記憶　168
調整分析　118

●つ
ツメ見出し　51, 60

●て
d値　118
TPB　156
テイラー化　147, 148, 152, 168, 173
テイラー化フィードバック　162
テイラリング　147, 151
テイラリング・アルゴリズム　153, 156, 157, 173
テイラリング・プログラム　157
データチャート　169
データベース・システム　156, 173
適合性　147

適合度　141, 172

●と
動機づけ　92, 94, 95, 103, 104, 106, 137, 160, 170
トップダウン　47
トップダウン・プロセス　87

●な
内的および外的一貫性　52
中黒（ビュレット）　21

●に
認知　87, 88, 150
認知的情報処理　160
認知的先行要因　88, 89, 97, 150
認知的不協和　109, 116
認知的不協和理論　128
認知−人間工学　167
認知メカニズム　166

●は
媒介分析　118
バリア　111

●ひ
PAPM　156
肥満は自慢にならない（FAT ain't PHAT）　155, 156

●ふ
フィア・アピール（fear appeal）　121, 125
フィードバック　111, 132, 161
フィードバック・ライブラリ　153
フィッシュバインの枠組み　95, 97, 101
フィット　145
フィット感　146
太字　21
フレーミング（framing：言い回し）　137-139
フレームド化　145
フレッシュ・インデックス　63
ブレッドクラムリスト　56
プロスペクト理論（Prospect theory）　138, 140
プロダクト・プレイスメント　148

●へ
閉合　56
米国薬物禁止協定（PDFA）　124
ヘルスプロモーション　1
ヘルスプロモーション計画　149

変容ターゲット　5
変容メカニズム　103, 104, 106, 115, 116, 119, 170

●ほ
防衛的動機づけ理論　130
防衛（的）反応　127, 134
報酬　106, 113, 116
ボトムアップ　47
ボトムアップ・プロセス　87
ポピュレーション・ヘルス　149

●ま
マッチング　97
マッピング　103, 104, 170
まとまり　30
マトリックス　105, 106
漫画　78
満足度　46, 64, 168

●む
向き　10, 165
無作為化対照試験　117
無作為化統制試験　126

●め
明瞭性　169
メッセージ・フレーミング　137, 144, 172
メッセージ・ライブラリ　156
メンタル・リハーサル　110

●も
目標　106
目標設定　112
文字サイズ　18, 165
モバイル端末用アプリケーション　153

●ゆ
有効性（effectiveness）　62, 87, 149, 168
有効的　46

ユーザビリティ（使いやすさ）　4, 46, 167
ユーザビリティに関する基準　58
ユーザビリティの基準の適用法　58
ユーザビリティの検証方法　61
誘発調査　88, 92, 104, 106, 114, 115, 142-144

●よ
用紙サイズ　165
余白　12
予防行動　140
予防行動採用プロセスモデル　155
予防焦点型　145

●ら
ラーナビリティ（学びやすさ）　46, 54, 62, 168

●り
理解　25, 26
リスク　106, 146
リスクに対する認知　108
リスク認知　141, 142
リスク要因　149
流動的ベースライン　14
両端揃え　15
両端を揃えない方法　15
両面的態度　145

●る
類同の法則　57

●れ
レイアウト　2

●ろ
ロール・モデル　109
ロス・フレームド・メッセージ　137, 140, 172

●わ
ワーキングメモリ　166, 168

··· 編集者の紹介 ···

チャールズ・エイブラハム（Charles Abraham）
　英国，エクセター大学ペニンシュラ校医・歯科学部における行動変容の教授。ヘルスプロモーションと持続可能なエネルギー使用について，また活動を統制する動機づけ・意志過程を研究。行動変容介入を開発し，評価することに焦点を当てた研究を実施し，さらに研修，コンサルタントの仕事，および政策のアドバイスも実践。サセックス大学，ノッティンガム大学，マーストリヒト大学の客員教授，コネチカット大学の健康・介入・予防センター（CHIP）のリサーチ・アソシエート。『Psychology and Health』誌の共同編集者を長く務め，英国心理学会健康心理学部門の初代部門長。英国保健省に研究コンサルタントとして関与。2007年に行動変容実践ガイドラインを開発した英国国立医療技術評価機構（NICE）グループの会員。2011年に行動変容に関する上院科学技術特別委員会の専門アドバイザーに就任。

マリーカ・クールズ（Marieke Kools）
　オランダ，マーストリヒト大学の健康・薬学・生命科学部における行動科学者。実験認知心理学（認知教育心理学と認知人間工学）を背景にヘルスプロモーション教材において特定の関心事について書面化された情報のユーザビリティ（使いやすさ）に焦点を絞った研究に従事。彼女の応用実験研究において核となる疑問は，レイアウトやデザインの特徴が情報の受け手のメッセージへの理解度や注意過程にどのような影響を与えるかについて。既存の健康教育冊子教材を使って，情報の受け手がどのようにそれらの教材を使用し，理解するのかを，テキストおよびグラフィック・デザインの要素の効果で評価。ヘルスプロモーション教材のデザインや評価に関する研修やコンサルタントの仕事に従事。最近では，マーストリヒト大学の一般医教育研究所において医師に教育およびコーチングを実施。

・・・ 分担執筆者について ・・・

ヨハネス・ブルグ（Johannes Brug）

　オランダ，アムステルダム自由大学医療センター EMGO 保健・ケア・リサーチ研究所において疫学の教授・ディレクター。行動栄養および身体活動に特化した健康教育およびヘルスプロモーションの開発・評価に関する研究に従事。健康行動の決定因，革新的健康教育介入に伴う少数実験，および大人数のフィールド実験についてヘルスプロモーション介入の効力と外的妥当性を評価。

ハイン・デ・フリース（Hein de Vries）

　オランダ，マーストリヒト大学においてヘルス・コミュニケーションの教授。健康行動の心理社会的決定因，特に態度，社会的影響およびセルフエフィカシーに関わる理論および理論の開発，ヘルスプロモーションおよび健康心理学の計画モデル，介入の評価・普及（例えば，ビデオ・仲間主導プログラム，学校プログラム，職域プログラム，自助冊子，コンピュータ・テイラリング）の研究に興味。

ジェームス・ハートリー（James Hartley）

　英国スタッフォードシャー，キール大学における心理学の名誉教授。書面化されたコミュニケーション，特に印刷の体裁やレイアウトに関して研究し，高等教育における教授法と学習に関する研究でも有名。英国心理学会および米国心理学会の特別会員。『Designing Instructional Text, 3rd edition（Kogan Page, 1994）』『Academic Writing and Publishing: A Practical Handbook（Routledge, 2008）』などの書籍も出版。

ゲルヨ・コック（Gerjo Kok）

　マーストリヒト大学心理・神経科学部において前学部長・応用心理学の教授。1992〜2004 年までオランダ・エイズ基金の援助を受けたエイズ予防とヘルスプロモーションに関する講座を開講。主な研究は，健康増進行動，省エネ，交通安全，スティグマ予防への社会心理学の応用。

アンカ・オネマ（Anke Oenema）

　オランダ，マーストリヒト大学ヘルスプロモーション学科においてヘルス・コミュニケーションの准教授。主な研究の興味は，食事と身体活動のプロモーションおよび肥満予防を目的としたコンピュータ介入の開発，評価および革新。ニューメディアを通して，

環境的要因のような「新しい」変数を実装するためにコンピュータ・テイラー化介入を行い，介入の効果や普及率の改善に，またコンピュータ・テイラー化プログラムの中に動機づけ面接法のような新しい技法を取り入れた研究を実践。

ロバート・ロイター（Robert Ruiter）

オランダ，マーストリヒト大学において応用心理学の准教授。説得力のある健康メッセージの効果やその変容メカニズムについての研究実践。サハラ砂漠以南のアフリカにおいて，理論および根拠に基づくヘルスプロモーション介入の開発・検証を行うことで研究能力を磨く一方，若い学生を有能な公衆衛生研究者にするための教育に興味。

ジョナサン・ファン・リート（Jonathan van 't Riet）

ヴァーハニンゲン大学と研究センターの研究者。消費者行動に興味。食物選択の決定因とヘルス・コミュニケーション・メッセージの効果を研究し，特にメッセージ・フレーミングと健康増進メッセージに対する読み手の反応に興味。

マリカ・ウェリジ（Marieke Werrij）

オランダ，ゾイド応用科学大学作業療法学科において講師。前任はマーストリヒト大学のヘルスプロモーション領域において研究者。説得力のあるコミュニケーション，特にメッセージ・フレーミング，および肥満（の治療）に対する認知的アプローチに興味。

パトリシア・ライト（Patricia Wright）

ウェールズ，カーディフ大学心理学部の名誉教授。英国心理学会の特別会員。印刷教材やオンライン教材の情報デザインがどのように人々の行動に影響するかに関する研究に従事。

監訳者紹介

竹中　晃二（たけなか　こうじ）
　1952 年　大阪府に生まれる
　1990 年　ボストン大学大学院博士課程修了：「Doctor of Education」の学位を取得
　2011 年　九州大学人間環境学府論文博士：「博士（心理学）」の学位を取得
　現　在　早稲田大学人間科学学術院　教授

【主　著】
健康心理学－シリーズ心理学と仕事 12 －（編著）　北大路書房　2017 年
子どものプレイフルネスを育てるプレイメーカー：プレイフルネス運動遊びへの招待（編著）
　　サンライフ企画　2017 年
アクティブ・ライフスタイルの構築：身体活動・運動の行動変容研究－早稲田大学学術叢
　　書 37 －（単著）早稲田大学出版　2015 年
Organizational and community physical activity programs. In A. Papaioannou & D. Hackfort
　　（Eds.）, *Fundamental Concepts in Sport and Exercise Psychology*, Taylor & Francis. 2014 年
運動と健康の心理学（編著）　朝倉書店　2012 年
日常生活・災害ストレスマネジメント教育：教師とカウンセラーのためのガイドブック（編著）
　　サンライフ企画　2011 年

上地　広昭（うえち　ひろあき）
　1973 年　広島県に生まれる
　2002 年　早稲田大学大学院博士課程修了：「博士（人間科学）」の学位を取得
　現　在　山口大学教育学部　准教授

【主　著】
子どもがやる気になる !! スポーツ指導（分担）　学文社　2018 年
Effects of a Gamification-Based Intervention for Promoting Health Behaviors.（共著）*The Journal of Physical Fitness and Sports Medicine*, Volume7, Issue 3, 2018.
The effects of internet-delivered intervention for promoting physical activity.（共著）*The Japanese Journal of Health Psychology*, Volume 28, Issue 2, 2015.

訳者紹介 (執筆順)

竹中　晃二	(早稲田大学人間科学学術院)	監訳，1章
葦原　摩耶子	(神戸親和女子大学発達教育学部)	2章
前場　康介	(跡見学園女子大学心理学部)	3章
上村　真美		4章
満石　寿	(京都先端科学大学健康医療学部)	5章
細井　俊希	(社会医療法人社団沼南会 沼隈病院)	6章
三浦　佳代	(埼玉医科大学保健医療学部)	7章
上地　広昭	(山口大学教育学部)	監訳，8章
島崎　崇史	(東京慈恵会医科大学医学部)	9章
飯尾　美沙	(関東学院大学看護学部)	10章
齋藤　めぐみ	(千葉敬愛短期大学現代こども学科)	11章

＜翻訳協力＞

渡辺　紀子　　(早稲田大学人間科学研究科博士課程)

行動変容を促すヘルス・コミュニケーション
― 根拠に基づく健康情報の伝え方 ―

2018 年 8 月 20 日　初版第 1 刷発行	定価はカバーに表示
2022 年 5 月 20 日　初版第 2 刷発行	してあります。

編　者　　C・エイブラハム
　　　　　M・クールズ

監訳者　　竹中晃二
　　　　　上地広昭

発行所　　　（株）北大路書房

〒 603-8303　京都市北区紫野十二坊町 12-8
電話（075）431-0361（代）
FAX（075）431-9393
振替　01050-4-2083

©2018　　　　　　　　印刷・製本／（株）太洋社
　　　　検印省略　落丁・乱丁本はお取り替えいたします。
　　　　ISBN978-4-7628-3034-1　Printed in Japan

・ JCOPY 〈(社)出版者著作権管理機構 委託出版物〉
本書の無断複写は著作権法上での例外を除き禁じられています。
複写される場合は，そのつど事前に，(社)出版者著作権管理機構
（電話 03-5244-5088，FAX 03-5244-5089，e-mail: info@jcopy.or.jp）
の許諾を得てください。